MCS

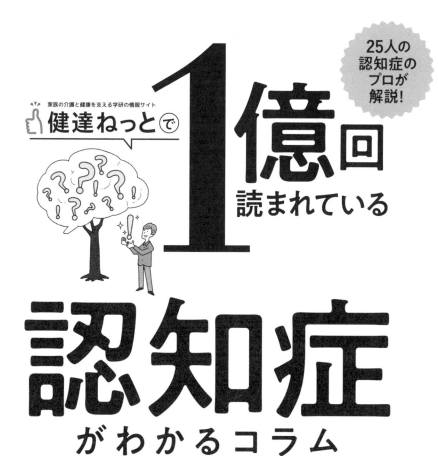

25人の
認知症の
プロが
解説!

家族の介護と健康を支える学研の情報サイト
健達ねっとで

1億回読まれている認知症がわかるコラム

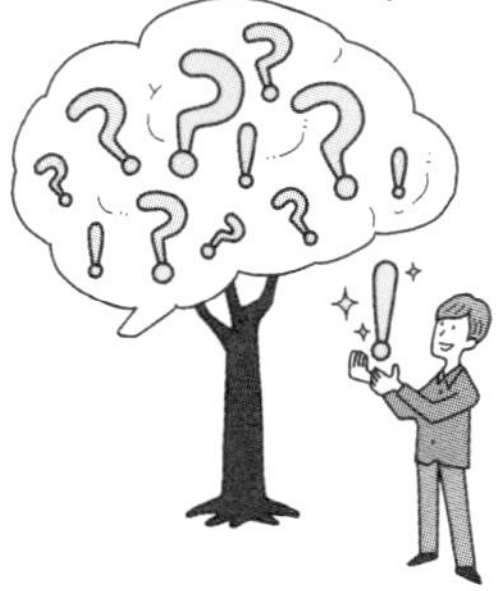

古和久朋 編著
神戸大学大学院保健学研究科 教授

JN051266

Gakken

※タイトルの「1億回」は、健達ねっとの2021年9月から2024年3月の総PVを合計したものです。

2章

診断編

認知症に気づき、支えるためにできること

3章 ケア編 認知症を受けとめ、寄り添うためにできること

デザイン／河南祐介（FANTAGRAPH） イラスト／村山宇希 DTP／明昌堂
校正／遠藤三葉 編集協力／オフィス201（中西翔子） 企画編集／藤原蓉子

序　章

古和久朋《こわひさとも》
神戸大学大学院保健学研究科 教授

そもそも、認知症ってどんな病気？

認知症はまだまだ謎の多い病気ですが、
原因となる物質の存在など、明らかになってきていることもあります。
そもそも認知症とはどういうものなのか、その定義や新薬の情報などを含め、
認知症の最新知見を6つのトピックに分けて解説します。

TOPIC 1　認知症の定義

認知機能の低下によって、本来送れるはずの生活に支障をきたしている状態

人間の認知機能の発達のピークは、30歳ごろといわれています。それ以降は加齢に伴い、緩やかに低下していきます。年をとるともの忘れが増えたりするのは、自然な加齢現象のひとつといえるでしょう。

しかし、さまざまな要因によって、本来の“年をとる”という自然の経過よりも、早くに認知機能が低下してしまうことがあります。食事や入浴、排泄など、日常生活に徐々に支障をきたし、やがて、まわりの人の助けや見守りが必要となります。これが「認知症」です。

認知症とは、ひとつの病気を指す言葉ではありません。ある一定の病態、すなわち「認知機能の低下によって、本来送れるはずの生活に支障をきたしている状態」を指す言葉だといえます。

TOPIC 2 脳の中で起きていること

認知機能を維持するために働いている「神経細胞」が減ってしまう

脳は「神経細胞」によって構成されています。その数は、大脳だけでも数百億個にのぼり、神経細胞同士で複雑なネットワークを形成して、認知機能を支えているのです。

認知症の人の脳で共通して起こっているのは、脳に生じたさまざまな病気のせいで、この神経細胞がダメージを受け、数が減ってしまっているということです。

脳の神経細胞は、一部の例外を除いて、基本的に生まれ変わることがない“生涯現役”の細胞です。そのため、一度受けたダメージを回復することは難しく、ダメージの蓄積した神経細胞は、やがて死んでしまいます。

そうやって脳の神経細胞が減ることで、認知機能が低下し、認知症へとつながるのです。

TOPIC 3 代表的な認知症の原因疾患

神経細胞の数が減る、その原因によってタイプが分かれる

脳の神経細胞を減らし、認知症をまねく病気はさまざまですが、左ページの４つが原因疾患の９割を占めるといわれています。脳のどの部位の神経細胞がダメージを負うかにより、現れる症状が異なります。

もっとも多くみられるのは「アルツハイマー型認知症」です。初期からもの忘れや記銘《きめい》力（新しいことを頭の中にとどめる力）の低下などがみられるのが特徴です。これと、幻視などを伴いやすい「レビー小体型認知症」、性格が変わったように見えたり、同じ行動を繰り返したりする「前頭側頭葉変性症」は、脳に異常なたんぱく質がたまることで神経細胞が障害される病気です。

この３つとはタイプが異なるのが「血管性認知症」です。脳出血や脳梗塞など、脳の血管障害によって神経細胞への血流が途絶え、神経細胞が死んでしまうことで起こります。

脳に異常な物質がたまったり、血管が障害されたりして起こる

アミロイドβ

アミロイドβ などが大脳皮質や海馬を中心にたまる

アルツハイマー型認知症

大脳の表面である「大脳《だいのう》皮質《ひしつ》」や、記憶を司る部分である「海馬《かいば》」などに、アミロイドβ《ベータ》という異常なたんぱく質がたまる。次いで、タウ（下記参照）もたまる。

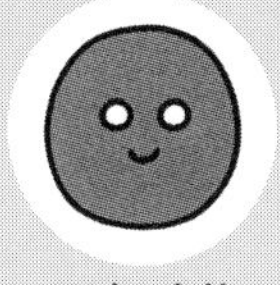

レビー小体

レビー小体 などが大脳皮質や脳幹を中心にたまる

レビー小体型認知症

大脳皮質や、大脳から脊髄《せきずい》へとつながる「脳幹」に、レビー小体（α《アルファ》シヌクレインというたんぱく質を主成分とする物質）などがたまる。

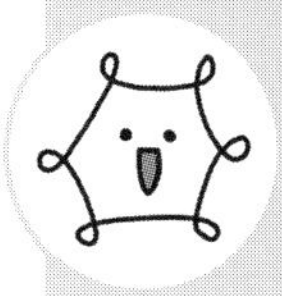

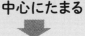

タウ

タウ など、さまざまなたんぱく質が前頭葉や側頭葉にたまる

前頭側頭葉変性症

感情・行動・言語に関わる「前頭葉」や、記憶や聴覚に関わる「側頭葉」に、タウ（リン酸化したタウたんぱく）をはじめとするさまざまなたんぱく質がたまる。

脳出血や脳梗塞などによって脳の血管が障害される

血管性認知症

脳の血管が破れたり、詰まったりして酸素やブドウ糖が届かなくなり、神経細胞が死んでしまう。多くの場合、前頭葉の部分が広く障害されて起こる。

TOPIC 4 アルツハイマー型認知症についてわかってきたこと

脳に「アミロイドβ」がたまり、その後「タウ」がたまっていく

もっとも多くみられる「アルツハイマー型認知症」に関しては、判明していることも多くあります。まず、9ページで解説する「アミロイドβ」という異常なたんぱく質は、脳の神経細胞が働くことで分泌されるゴミのようなもの。通常は速やかに脳の外へと押し出されます。この“ゴミ処理システム”は誰もが持っていますが、年とともに衰えます。

排出しきれないアミロイドβは脳の神経細胞の“外側”にたまり、「老人斑」というシミをつくります。すると今度は、神経細胞の“内側”に「タウ」という別の異常なたんぱく質がたまり始めます（神経原線維変化）。その結果、神経細胞が死に、脳が萎《い》縮《しゅく》してしまうのです。

TOPIC 5 治療薬の現状

2023年に承認された「レカネマブ」など、進行を緩やかにする薬の開発が進んでいる

死んでしまった神経細胞をよみがえらせることは、現代の医療では残念ながらできません。しかし、アルツハイマー型認知症においては、脳のアミロイドβを取り除くと、病気の進み方を緩やかにできることが証明されました。そして2023年9月、新たな治療薬として日本でも承認されたのが「レカネマブ」です。

これはアミロイドβに対する抗体を投与し、脳のアミロイドβの排出を促す薬です。対象はごく初期のアルツハイマー型認知症の人で、2週間に1回、1時間の点滴を受けることで、認知症の進行を、未治療では18か月で進んでしまうところを約7.5か月遅らせることができます。

認知機能が低下する、その“傾き”を変えられる薬は、これが初めてです。ほかにも「ドナネマブ」など、近しい効果を持つ薬の開発が進んでいます。

アルツハイマー型認知症が起こる仕組み

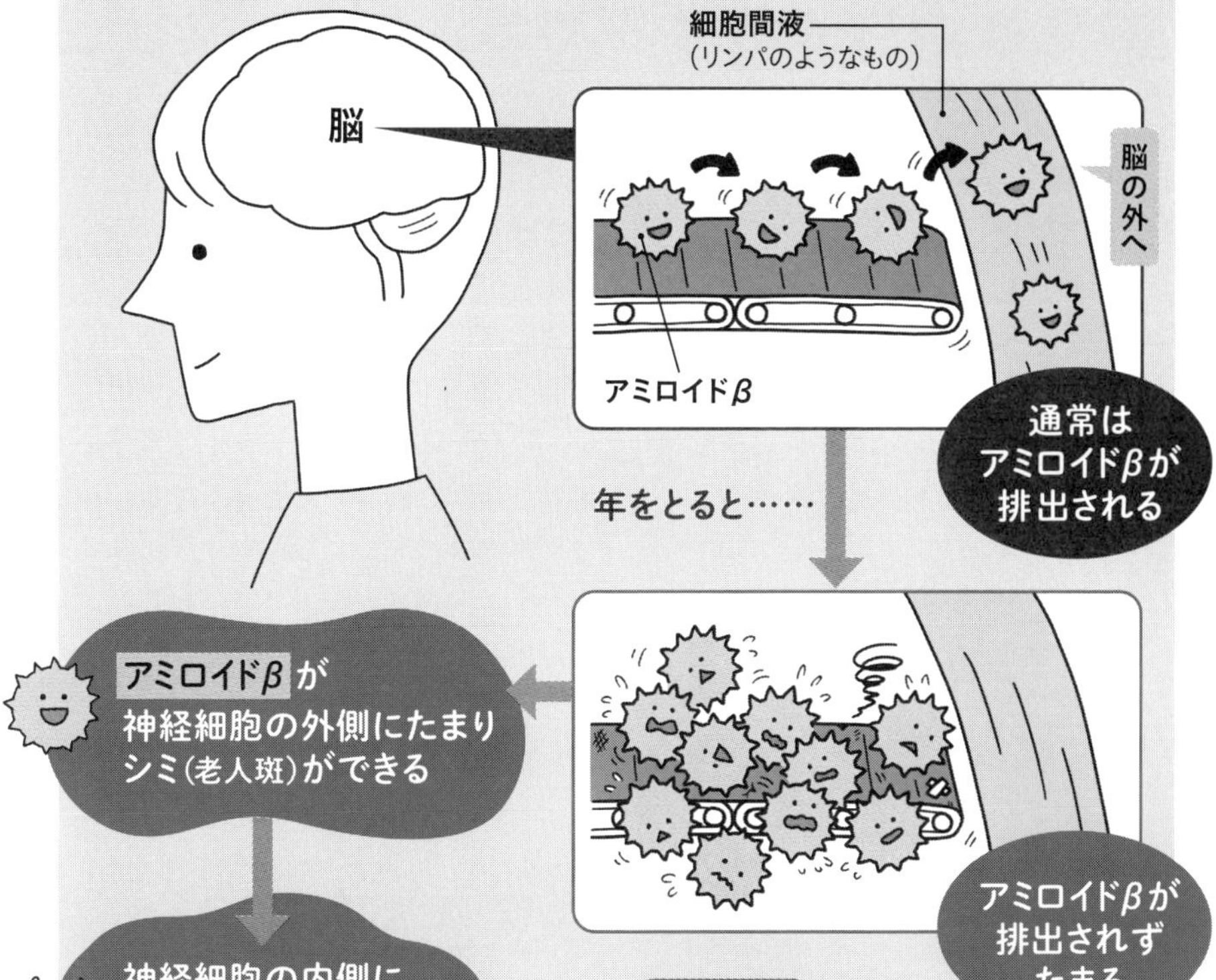
たまる

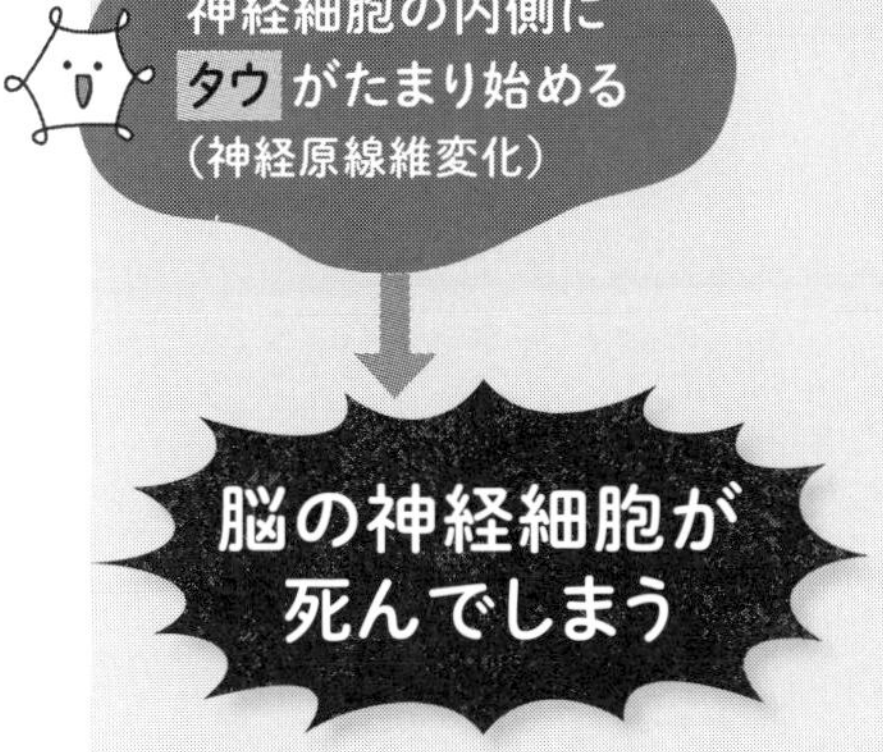
神経細胞の内側に

PICK UP

脳の血管の“拍動”がアミロイドβ排出のカギに？

アミロイドβは、脳の血管の収縮と拡張、つまり拍動に乗って脳の外に送られるという説が注目されています。バランスのよい食事や適度な運動を心がけ、脳の血管を若くしなやかに保つことは、アミロイドβの排出を促し、認知症の予防に役立つと考えられます。

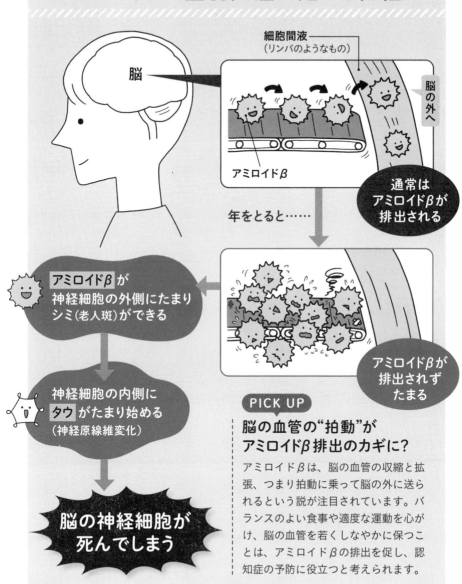

TOPIC 6 認知症基本法

認知症に対する理解を深め、偏見をなくし、“共生社会”をめざすための法案が成立した

年をとると体にさまざまな不調が出てくるのと同じように、長生きをした結果、脳に何らかの異常が生じるのは、ある意味自然なことです。アルツハイマー型認知症に関していえば、アミロイドβは誰もが持っており、将来誰でも認知症になる可能性があるといえます。そう考えると、予防もさることながら、“認知症になっても心配のない社会”をつくることが非常に大切です。

このことをふまえ、2023年6月に「共生社会の実現を推進するための認知症基本法」が成立しました。これは「認知症の人が尊厳を保持しつつ希望を持って暮らすことができるよう、」「認知症施策を総合的かつ計画的に推進」するというものです。国や地方公共団体がその責務を負い、今後、さまざまな認知症施策が全国で展開されていく見込みです。

認知症は、まだまだ偏見が強い病気です。国民一人ひとりが、認知症に対する理解を深め、偏見を打破し、互いを尊重し支え合っていくことが求められています。

認知症基本法における基本的な8つの施策

1. 認知症の人に関する国民の理解の増進等
2. 認知症の人の生活におけるバリアフリー化の推進
3. 認知症の人の社会参加の機会の確保等
4. 認知症の人の意思決定の支援および権利利益の保護
5. 保健医療サービスおよび福祉サービスの提供体制の整備等
6. 相談体制の整備等
7. 研究等の推進等
8. 認知症の予防等

国や地方公共団体が責任を持って取り組む

例 切れ目のない医療や介護サービスの提供／認知症サポーターの増員／認知症啓発イベントの増加　など

1章

予防編

認知症の発症や進行を防ぐためにできること

認知症の発症を防いだり、進行を遅らせたりするために、何かできることはないか。その一心で、世界中で研究が進められています。手がかりは、日々の生活習慣にあるようです。

何が認知症のリスクとなり、どんなことが予防に役立つのか、詳しく知るために最適な、珠玉のコラムをまとめました。

〝FINGER〟で認知症予防

Ken Nagata
長田乾《ながたけん》
横浜総合病院 横浜市認知症疾患医療センター センター長

認知症の予防に有効な〝FINGER〟とは？

２０２３年12月にアルツハイマー病の疾患修飾薬*1「レカネマブ」がわが国でも保険適応となり、認知症診療も新たな時代を迎えました。レカネマブは、症状の進行を7か月半遅らせる効果が期待されますが、適応症は、軽度認知障害と軽症のアルツハイマー病に限定されます。そのため、大多数の認知症患者に対する治療は、従来の抗認知症薬による対症療法に加えて、認知症の危険因子の管理・治療や、介護サービスの活用などの非薬物療法が中心となります。

２０１９年に世界保健機関（ＷＨＯ）が発表したガイドライン「認知機能低下および認

＊1　疾患修飾薬：疾患の原因となる物質に直接作用して、発症や進行を抑える薬。

知症のリスク低減」によると、不活発な生活、喫煙、不健康な食事、過剰な飲酒などの**ライフスタイルに関連する因子**に加えて、**中年期の高血圧、糖尿病、脂質異常症、肥満、抑うつ、難聴などの病態**が、認知機能低下や認知症の発症リスクと関連することが示されています。さらに、潜在的に修正可能な危険因子として、**社会的孤立や、知的活動の低下**などがあげられています。

ガイドラインでは、こうした修正可能な危険因子を修正・管理・治療することによって、認知機能低下や認知症の予防が可能になると結論づけています。すなわち、認知症の予防は「何をすれば認知症にならないか」「何を食べれば認知症になりにくいか」といった単純な図式ではなく、**複数の危険因子に対して包括的に取り組む**ことが重要だと考えられます。

そこで、フィンランドで2009年から2011年にかけて実施された「**FINGER試験**」について紹介します。

FINGERとは"The **Fin**nish **Ger**iatric Intervention Study to Prevent Cognitive Impairment and Disability"（認知機能障害予防フィンランド高齢者介入研究）の略。認知症リスクがやや高い高齢者を対象に、**①栄養カウンセリング、②運動習慣、③認知トレーニング、④代謝・血管性危険因子の管理**という、複数の視点からの介入効果を検証した、前向きな臨床研究です（→P14図）。

FINGER試験の対象となった高齢者は、認知機能評価により認知症のリスクがやや高いと診断された、平均年齢68歳（60歳～

77歳）の1260人です。彼らを集中介入グループと対照グループに無作為に振り分けし、「認知機能の推移」「7年後までの認知症発症リスク」「うつ気分」「心血管疾患の罹《り》患率・死亡率」「生活の質」「頭部MRI所見」などについて、2年間にわたって観察しました。

研究を開始した時点のMMSE*1の平均点は30点中27・4点で、BMI*2（体格指数）の平均は28・8でしたから、小太りの集団です。

きめ細かな健康管理が認知機能の改善に！

FINGER試験でどんなプログラムを実施したのか、少し詳しく解説します。

①栄養カウンセリング

集中介入グループでは、2年間にグループ

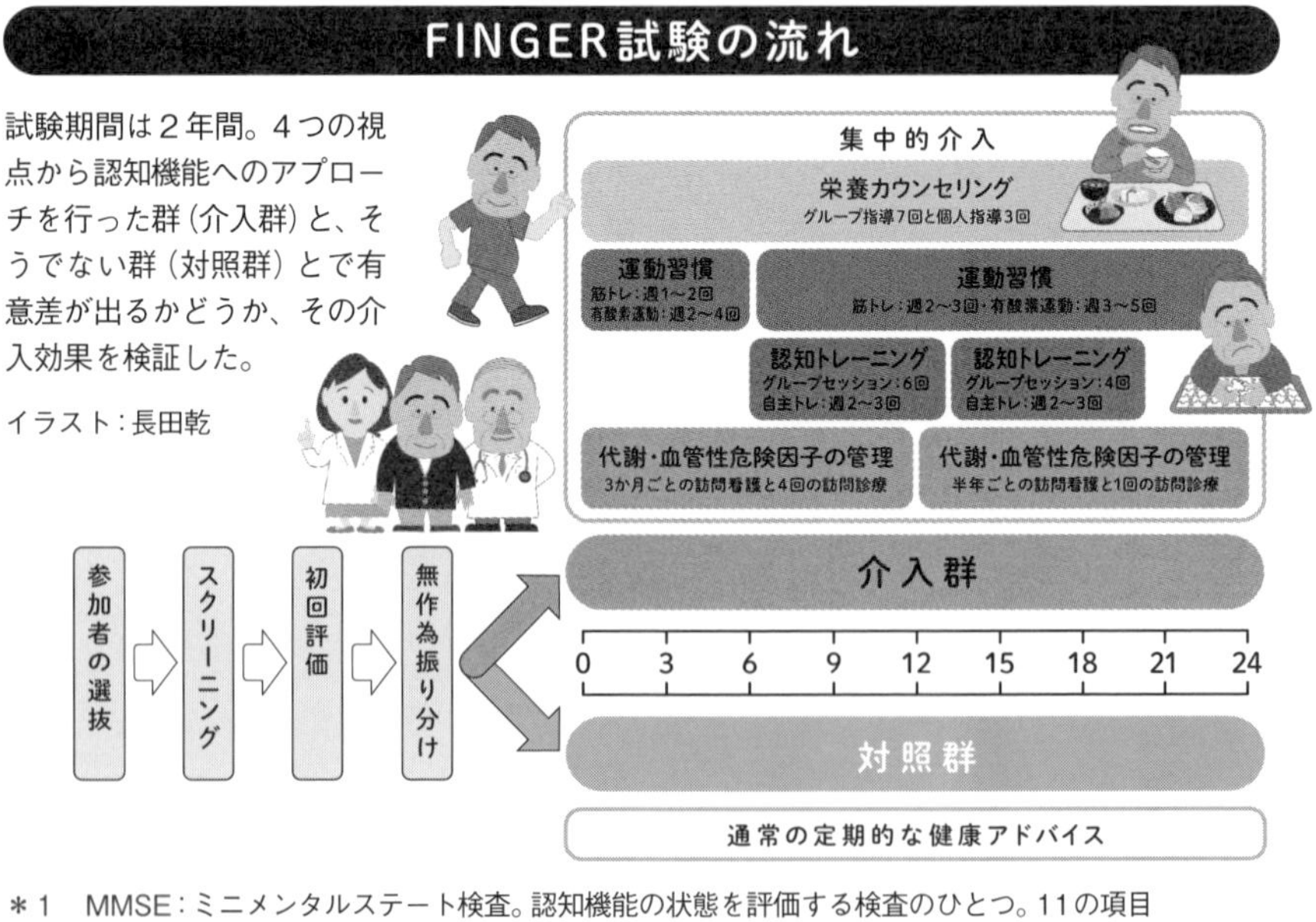

試験期間は2年間。4つの視点から認知機能へのアプローチを行った群（介入群）と、そうでない群（対照群）とで有意差が出るかどうか、その介入効果を検証した。

イラスト：長田乾

＊1　MMSE：ミニメンタルステート検査。認知機能の状態を評価する検査のひとつ。11の項目からなり、30点中24点未満で「認知症の疑いがある」と評価される。

＊2　BMI（体格指数）：肥満の基準値として用いられる。体重（kg）÷身長（m）÷身長（m）で求められ、18.5未満は「やせ」、18.5〜25未満は「標準」、25以上は「肥満」と評価される。

指導7回と、個人指導3回の栄養カウンセリングを行いました。

このカウンセリングでは地中海式ダイエットを取り入れ、次のような目標が設定されました。

●1日に摂取する総エネルギーに対して、たんぱく質は10～20%、脂肪分は25～35%、炭水化物は45～55%を目標にとる
●飽和脂肪酸およびトランス脂肪酸は1日10%以下に控え、オメガ3脂肪酸を1日に2・5～3g摂取する
●食物繊維を1日25～30gを目安にとる
●塩分は1日5g以下、アルコールは控えめにし、砂糖は1日50gまでとする
●バターの代わりに植物性マーガリンやオリーブオイルを使う
●少なくとも1週間に2回魚を食べる
●果物や野菜を豊富に摂取する　など

“地中海式ダイエット”のイメージ

イラスト：長田乾

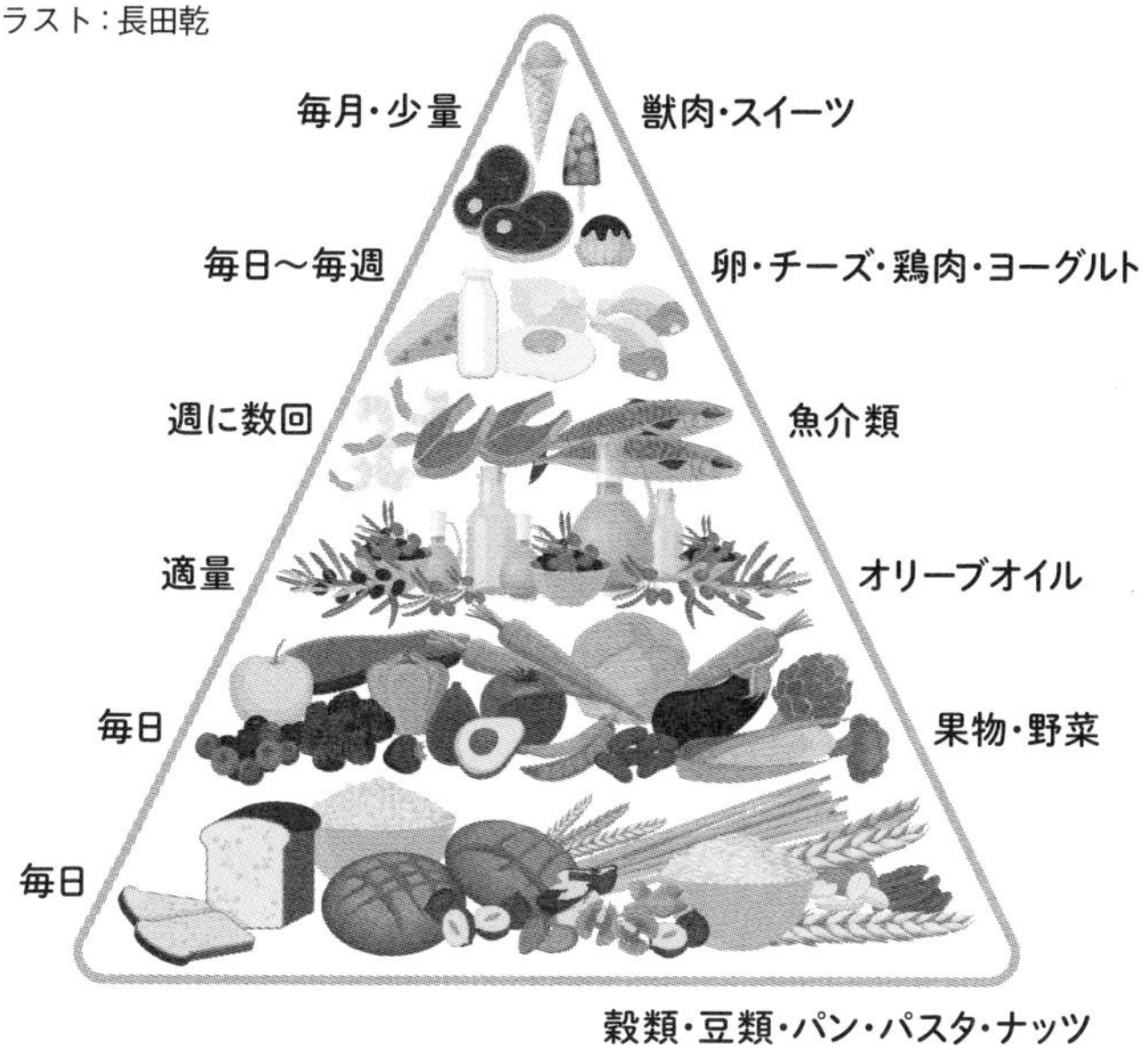

②**運動習慣**

集中介入グループでは、最初の半年で週1〜2回の**筋肉トレーニング**と、週2〜4回の**有酸素運動**を行い、後半の1年半には週2〜3回の筋肉トレーニングと、週3〜5回の有酸素運動を行いました。

③**認知トレーニング**

認知機能のトレーニングの視点から、前半の半年では、**年齢による認知機能の変化**と、それをふまえた**日常生活での対処方法**などを学びました。そのうえで、進捗状況を評価する**グループセッション**を週6回。さらに、各自が家でコンピューターを使い、記憶機能や**実行機能**などを鍛えることを目的につくられたプログラム（1回につき10〜15分行う自主トレーニング）を、週2〜3回行いました。

後半の半年では、グループセッションを週4回と、自主トレーニングを週2〜3回行いました。

④**代謝・血管性危険因子の管理**

集中介入グループでは、最初の1年では3か月ごとの訪問看護と4回の訪問診療により、いわゆるメタボ健診と心脳血管リスク管理として、定期的に血圧や体重、BMIなどの身体測定を実施しました。後半の1年でも、半年ごとの訪問看護と1回の訪問診療で、同様のチェックを行いました。

これに対して対照グループでは、ごく一般的な健康アドバイスのみを、2年間にわたって実施しました。

①〜④のプログラムにおいて、プログラム

開始前と、1年後、2年後のプログラム終了時点に実施した認知機能評価では、記憶機能は集中介入グループ、対照グループの両グループ間で有意の差はありませんでした。

しかし、**神経心理学的評価の総点・実行機能・処理速度**は、対照グループに対し、**集中介入グループが有意に改善した**のです。

すなわち、①栄養カウンセリング、②運動習慣、③認知トレーニング、および④代謝・血管性危険因子の管理という**複数の視点からの介入により、高齢者の認知機能が改善した**ことは、認知症予防戦略において大きなインパクトとなりました。

認知症予防に取り組むのに、遅すぎることはない

研究チームは「アルツハイマー型認知症の予防に取り組むのに、遅すぎることはなく、**認知機能がすでに低下し始めていても、生活習慣を変えることで改善が期待される**」と結論づけています。

「FINGER研究」の期間は、さらに7年間延長されました。また、欧米や、わが国を含めたアジアの各国でも、「World Wide FINGER」として同様の介入研究が行われ、現在も続いています。今後も、認知症予防の研究は、ますます進んでいくことが予想されます。

できることからでかまいません。自分たちの生活に、ぜひ取り入れてみてください。

Hiroshi Yoshizawa

認知症を生じにくい人とは？ 認知症の促進因子と抑制因子

吉《よし》澤《ざわ》浩《ひろ》志《し》
東京女子医科大学八千代医療センター 脳神経内科 准教授

認知症に対する薬物治療の現状

アルツハイマー病をはじめとした認知症疾患に対する薬物治療は、過去10年間に新たなものは登場しておらず、現時点では極めて限られた選択肢しかないのが現状です。

そして、現在使用可能ないずれの薬剤も、脳内に不足している物質の補充など、対症療法に過ぎません。

すでに報道などでお聞きになった方もいると思いますが、原因となるアミロイド病理に直接作用する「レカネマブ」という新規疾患修飾薬[*1]が認可され、２０２３年度中に使用が可能となります。とはいえ、すべての患者さんの臨床症状の改善に結びつくかどうかは、

＊1　疾患修飾薬：疾患の原因となる物質に直接作用して、発症や進行を抑える薬。

まだ明らかではありません。

いずれにしても、しばらくは限られた薬物のオプションの中で治療を考えていかざるをえず、薬物に頼らない非薬物療法の重要性が再認識されています。

そこで重要になってくるのが、認知症発症に関する〝**促進因子**〟と〝**抑制因子**〟です。促進因子は〝**危険因子**〟、抑制因子は〝**防御因子**〟といってもいいでしょう。

脳の老化現象や、アルツハイマー病などの病的変化が生じた場合、それらの脳の変化に相当する認知機能の低下が生じます。しかし、脳の変化と認知機能低下の関係は1対1対応ではなく、脳の変化が軽いにもかかわらず、認知機能低下を生じる方もいれば、逆に、脳の変化がかなりあったとしても、認知機能が正常にとどまっている方もいます。

つまり、**脳の変化は避けることができなくても、それに応じた認知機能の低下を抑えることはできる**かもしれないのです。

認知症発症における促進因子と抑制因子

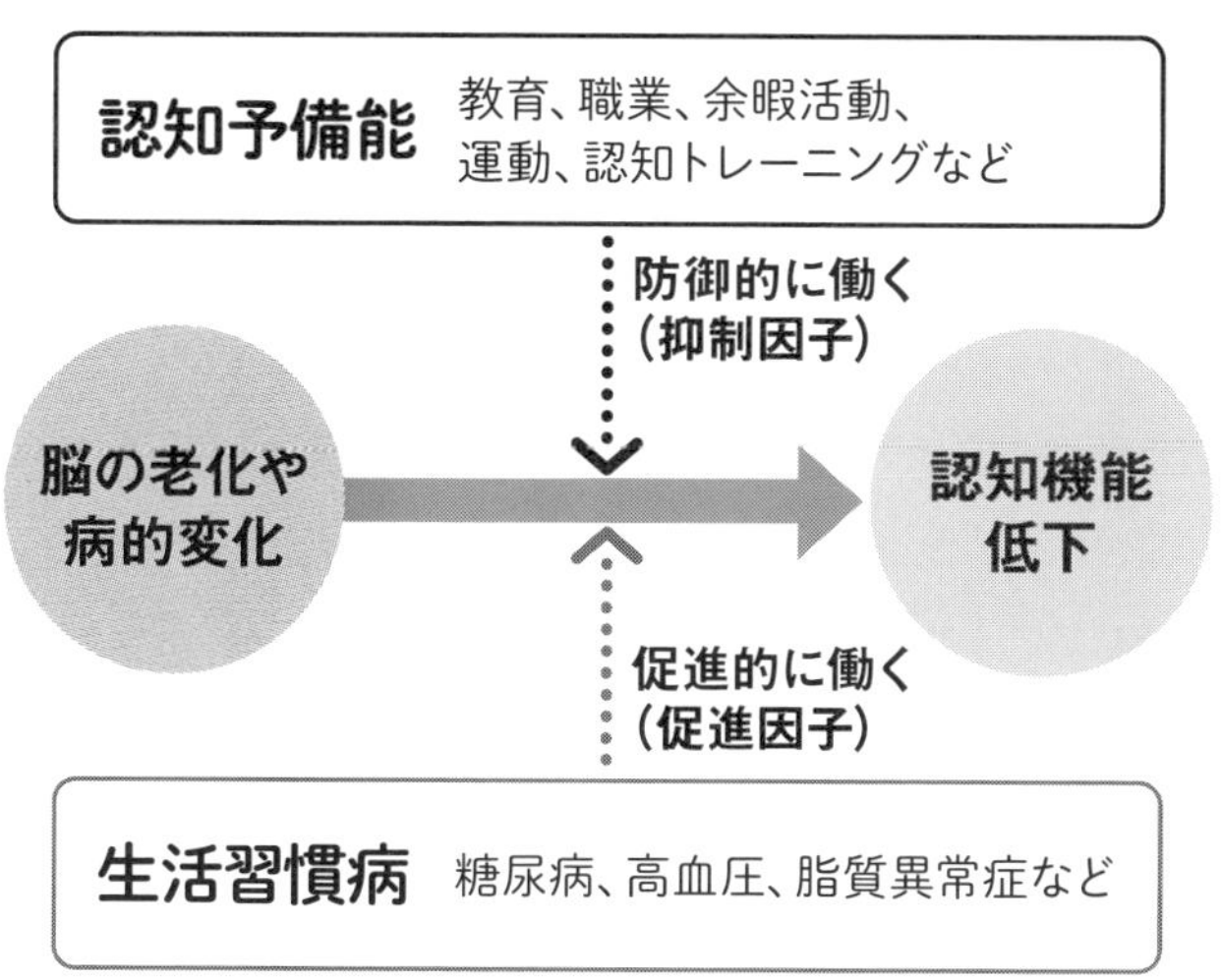

19ページの図に示すように、《脳の老化や病的変化→認知機能低下》という流れに対して促進的に働く危険因子としてあげられるのが、「糖尿病」「高血圧」「脂質異常症」などの生活習慣病です。いっぽう、防御的に働く抑制因子としてあげられるのが、高い「教育」歴、高度な「職業」の経歴、創造的な「余暇活動」、十分な「運動」などです。

促進因子は、生活習慣の見直しなどで対応が可能

認知症発症の**最大の促進因子は、生活習慣**です。

とくに**糖尿病**については、多数の研究により認知症との関連性が指摘されており、糖尿病があると認知症の発症リスクは約2倍に上がります。

また、**高血圧**は血管性認知症の危険因子であることはわかっており、最近では、血管性認知症だけでなくアルツハイマー病のリスクも増大させることがわかってきました。

生活習慣の改善が認知症発症に与える影響を調べた研究があります（Rotterdam Study, 2019）。これによれば、遺伝性が強く関与する一部のアルツハイマー病を除くと、**生活習慣を改善することで認知症の発症リスクを下げられる**ことがわかりました。

この研究で考えられた改善すべき生活習慣は、「**タバコ**」「**抑うつ症状**」「**糖尿病**」「**社会的孤立**」「**運動不足**」「**不健康な食事**」の6項目です。このような、生活態度を変えたり、体の状態を適切に保ったりすることで対応が可能な危険因子をコントロールすることは、認知症予防の観点から重要と考えられます。

知的な活動には、認知機能の低下を防ぐ効果が期待できる

これまでの多くの研究で、教育歴が高いこと、より高度で複雑な仕事をすること、独創的で創造的なレジャー活動を活発に行うことは、認知症の発症に対して防御的に働くことが示されてきました。

教育に関しては、アルツハイマー病や脳血管障害発症後の認知機能低下に対して代償的に作用することは、間違いないようです。とくに、人生の早期段階における高いレベルの教育により、一定のレベルの加齢変化や病理的な変化による認知機能低下を生じにくくすることは、多くの研究が示唆しています。

職業に関しても多くの報告があります。知的で複雑な職業に従事することによる認知機能低下の予防的効果が、多くの研究で示されてきました。

〝職業的地位〟と〝管理職的地位〟のあいだの関係について検討した研究では、仕事における地位よりも、むしろ人生の中で数多くの部下を管理した経験のほうが、認知機能低下の予防的効果を持つことを示しています。

知的で独創的な**余暇活動**への参加は、アルツハイマー病などの認知症疾患の発症率を下げるという疫学研究も多くあります。成人になってからの新たな生活スタイルは、認知機能低下をやわらげると考えられています。

運動は健康な加齢に貢献し、さまざまな身体疾患の予防に寄与することは明らかですが、

定期的な身体活動は後年の認知機能低下を予防する結果も数多く報告されています。とくに**有酸素運動**の認知機能に対する改善効果は、多くの介入研究によっても認められています。

認知症予防における「認知予備能」という考え方

これまでの疫学研究から示されたことは、「高齢者の認知機能は、それまでの人生における知的活動により改変しうる」ということ、ならびに「知的活動は、脳に加えられた一定の損傷や病理学的変化に対して、それに相当する認知機能低下をきたさないように働く」ということです。

教育歴の長さ、刺激的な仕事、創造性のある趣味や適度な運動など、さまざまな個人の**経験の蓄積が、認知症発症リスクを減らし、正常加齢における記憶力低下を抑える**働きがあると考えられます。

このように、加齢変化や病気による変化に対して認知機能を保とうとする抑制力、予備能のことを「**認知予備能**」と呼んでいます。

若年期の教育や、中高年期の仕事、趣味や運動などによって、脳の機能的ネットワークはより複雑になり、仮に脳神経損傷や病理変化があったとしても、機能的かつ効率的にネットワークを使用したり、代替ネットワークを活用したりすることによって、認知機能を保持するように働くのでしょう。

したがって、高齢者の認知機能維持のためには、これらの**抑制因子を活性化することを念頭に置くのがよい**と考えられています。

2013年に発表されたフィンランドの研究（Finger Study）では、栄養・運動・認知訓練などをいろいろ組み合わせた指導をしっかりと受けることにより、たった1~2年で全体的な認知スコア、遂行機能、脳における情報処理速度で差が出るという結果が出ました。この驚きの結果を受けて、似たような試験が世界中で行われるようになりました。今後、それらの結果が続々と出てくると思われます。

これらの結果は、**脳への一定の刺激は認知機能を改善する**ことを示しており、ヒトの脳は老年期においても可塑《かそ》性があり、また常に改変しうることを示唆します。

"今できるさまざまなこと"に取り組んでいこう

まずは**「絶えず学習する」という意欲を持つ**重要性を再認識する必要があります。すなわち"生涯学習"という考え方です。それは、語学でも歴史でも、文学、芸術でもよいと思います。

同様に、**長く続けられる趣味を持つ**ことも大切です。囲碁や将棋などの知的競技、裁縫や手芸などの手先の運動、地域におけるボランティア活動も、コミュニケーションの醸成と相まって効果的です。

適度な運動は、認知予備能を高めることは研究結果からすでに確立されており、とくに体操、水泳、散歩、ゴルフなどの有酸素運動の効果が期待されています。

認知症や老化現象に対する「薬」がないとあきらめる前に、さまざまなことを試みてはいかがでしょうか?

Akihiko Nunomura

認知機能を良好に保つ〝認知レジリエンス〟とは

布村明彦《ぬのむらあきひこ》
東京慈恵会医科大学附属第三病院 精神神経科 教授

アミロイドβ《ベータ》が蓄積しても、認知症にならない？

認知症の最大の原因疾患はアルツハイマー病であり、全認知症の60〜70%を占めます。現在、アミロイドβをはじめ、脳に蓄積するたんぱく質をターゲットにして脳病理（すなわち、解剖した脳を顕微鏡で調べたときに認められる異常構造）を取り除こうとするアルツハイマー病治療薬の開発に、大きな期待が寄せられています。

いっぽう、もし脳病理に対する防御能が本来、我々に備わっているならば、そのメカニズムの解明や、活性化する方法の開発にも十分な関心が払われるべきです。

アルツハイマー病に相当する脳病理（老人斑〈アミロイドβ蓄積〉や、神経原線維変化〈リン酸化タウ蓄積〉）が認められても、認知機能が正常に維持されている高齢者の存在は『100歳の美しい脳』（デヴィッド・スノウドン著、DHC、2004年）で紹介されたナン・スタディ（アメリカで行われた修道女を対象とした研究）をはじめ、剖検《ぼうけん》脳*1を調べたいくつかの研究によって以前から知られていました。

高齢になっても認知機能が保たれている脳は、下の図のAのように、アルツハイマー脳病理がほとんどない場合に限られません。Cのように、脳病理形成が認められる、つまり**アミロイドβなどが蓄積しているのに認知機能が正常に保たれている**高齢者が、確実に存在するのです。

脳病理と認知機能

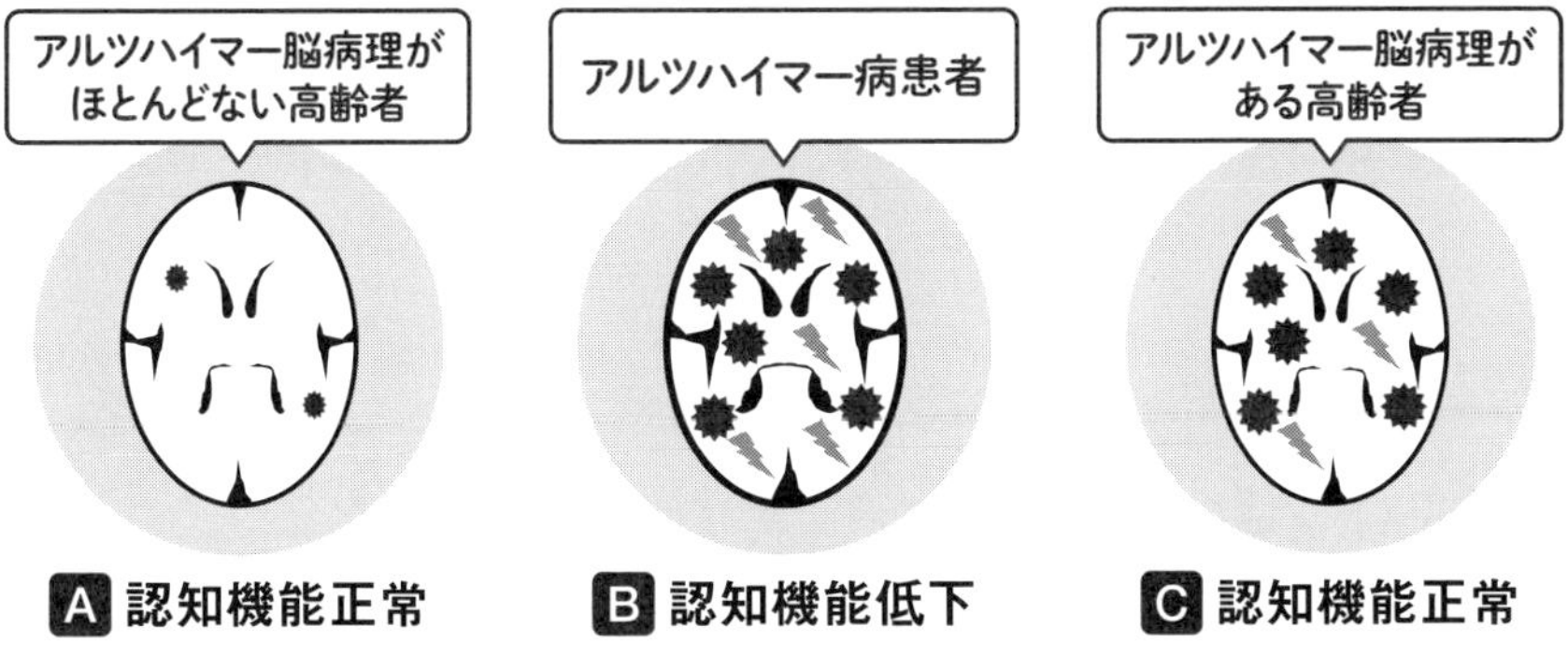
アルツハイマー脳病理がほとんどない高齢者
アルツハイマー病患者
アルツハイマー脳病理がある高齢者
A 認知機能正常
B 認知機能低下
C 認知機能正常

老人斑（アミロイドβ蓄積）
神経原線維変化（リン酸化タウ蓄積）

A 脳病理形成がほとんどなく、認知機能が正常な高齢者
B 脳病理形成があり、認知機能が低下している高齢者
C 脳病理形成が認められるのに、認知機能が正常に保たれている高齢者。認知レジリエンスが働いていると考えられる

画像提供：布村明彦

＊1 剖検脳：病理解剖した脳。

すなわち、**脳病理に対して「認知レジリエンス」が働いているために、認知機能が低下しない**と考えられます。

この現象は、後期高齢者の脳においてまれではないことが、近年発展したPET画像*2や、脳脊髄《せきずい》液によるバイオマーカー研究*3でも裏付けられました。驚くべきことに、80歳以上の高齢者のうち、実に約50%にそれが認められると指摘されています。

最近の研究では、96歳で亡くなるその4か月前には認知機能が正常であったにもかかわらず、剖検脳において、アミロイドβの沈着進展度は第5期（最重度）、神経原線維変化の進展度は第4期、レビー小体病理も第4期など、高度の複合的な脳病理が確認された症例も報告されています。

認知レジリエンスが高いと認知機能が保たれる

「レジリエンス」は、一般的に「復元力、回復力」などと訳されます。もともとは物理学分野の用語で、外力（外から加えられた力）によって歪《ゆが》みが生じた際に、その外力に抗って元に戻ろうとする力を意味します。

近年では、心理学の分野で「困難に直面した際にそれを跳ね返す力」の意味や、「いったん発病した状態から回復する過程」の意味で使用されています。

この魅力的な用語は認知神経科学にも取りこまれ、脳病理が存在しても認知機能を良好に保たせるメカニズムを「**認知レジリエンス（cognitive resilience）**」と呼びます。

＊2　PET画像：アミロイドPET画像やタウPET画像では、アミロイドβやタウたんぱくの蓄積度を調べる。
＊3　脳脊髄液によるバイオマーカー研究：脳脊髄液を解析し、アミロイドβやタウたんぱくなどの濃度を調べる。

つまり、脳病理があるレベルに達したとき、認知レジリエンスが低い人は認知症になってしまうけれども、**認知レジリエンスが高い人の認知機能は保たれる**、というわけです。

「認知予備能」「脳予備能」「脳維持能」など、認知レジリエンスと類似の学術用語がいくつかあげられます。これらの概念の確立を国際的にリードしている、米国コロンビア大学のスターン教授らは、２０２３年の最新の論文において、これら類似の概念を包括する用語として認知レジリエンスを提案する、と述べています。

認知レジリエンスを増強するには ライフスタイルの見直しも大切

認知レジリエンスと関連する要因について、**①脳の形態《けいたい》学的な観点からの研究**、**②脳の機能分子的な観点からの研究**、**③遺伝学的な観点からの研究**、および**④ライフスタイルの観点からの研究**が行われてきました。

①〜③の研究からは、「神経細胞を保護・成長させる因子」「神経細胞同士の連結を高める因子」「抗炎症・抗酸化因子」「血流をよくする因子」などが、認知レジリエンスに共通する要因として浮かび上がってきました。

これらの代表として「転写リプレッサーＲＥＳＴ」や「神経栄養因子ニューリチン」など、今後注目される機能分子が認知レジリエンスに関わっていることが解明されています。

これらは一つひとつ非常に興味深いものですが、ここではとくに**④のライフスタイル要因**にスポットライトを当てたいと思います。

というのは、ライフスタイル要因は、誰も

が手が届くレジリエンス増強法につながりうるからです。

ライフスタイル要因は、人生の早期段階から関わってきます。すなわち、**高い教育レベルが認知レジリエンスを増強する**と考えられています。

また、高齢期においては、**身体活動量が多い**ことや**運動能力が高い**ことが、脳病理のレベルに関係なく、高い認知機能と関連することが明らかにされています。

さらには、認知症予防のために考案された食事法である**MIND食**[1][*4]、あるいは**深いノンレム睡眠**[2]が、認知レジリエンスの増強に寄与する可能性も示されています。

まとめると、十分な知的活動と運動、健康的な食事、ならびに良質な睡眠が、認知レジリエンスを増強させうると考えられます。

結論から見れば、認知症予防に王道なし、といったところですが、これまで認知症の危険因子研究から指摘されてきた**生活習慣上の要因**が、認知レジリエンスの観点からも重要であると確認されたことは注目すべきです。

参考文献

1) 健達ねっと「認知症を予防できる食事とは?予防できる食べ物や食事方法を解説します。」
https://www.mcsg.co.jp/kentatsu/dementia/1016

2) 健達ねっと「適切な睡眠で、認知症から脳を守る」
https://www.mcsg.co.jp/kentatsu/interview/40617

＊4　MIND食：2015年にアメリカのラッシュ大学医療センターが発表した食事療法。肉類より魚介や野菜、果物、豆類などを中心に食べる「地中海式食」と、野菜や果物、低脂肪の乳製品、ミネラルなどを積極的にとる「DASH食」を組み合わせたもの。

生活習慣病と認知症予防の深い関係を知ろう

Atsushi Araki

荒木《あらき》厚《あつし》
東京都健康長寿医療センター フレイル予防センター長・健康長寿医療研修センター長

生活習慣を改善することで認知症を予防できる

近年わが国では、欧米型の生活様式への変化により、糖尿病、肥満症などの**生活習慣病**が増えています。これらの疾患は**認知症を引き起こしやすく**、その結果、認知症も生活習慣病の合併症として増加しています。

認知症は認知機能が低下し、社会生活に支障が出る病気です。「アルツハイマー病」「血管性認知症」などがありますが、アルツハイマー病では脳にアミロイドβ《ベータ》という異常なたんぱく質がたまり、血管性認知症では脳梗塞などが多くみられるようになります。

生活習慣病を患っている人が認知症になる

と、服薬や注射などのセルフケアがうまくできなくなり、誰かのサポートがないと治療が困難となります。

現時点では、認知症を根本的に治療できる薬剤はありませんが、**中年期からの生活習慣を改善することで、予防できる可能性がある**こともわかってきています。

本稿では、生活習慣、生活習慣病と認知症との関連について解説し、認知症を防ぐための生活習慣についても述べてみます。

糖尿病があると、認知症のリスクが1・5〜2倍に！

生活習慣病で認知症との関連が注目されているのが、**糖尿病**です。

多くの疫学研究で、糖尿病がある人は、糖尿病がない人と比べてアルツハイマー病は**約1・5倍**、血管性認知症は**約2倍**起こりやすいことが明らかになっています[1]。

しかしながら、すべての糖尿病の人が認知症になりやすいというわけではありません。

〝認知症になりやすい危険因子を持っている糖尿病の人〟が、とくに注意すべきなのです。

まず、**未治療の糖尿病**がもっとも認知症になりやすいことがわかっています。

次に、高血糖で、2か月間の血糖の平均値を表す**HbA1c**《ヘモグロビンエイワンシー》＊1**が8・0%以上**の人が起こりやすくなります。

また、人の助けを借りないと回復しないような**重症の低血糖**があると、認知症が起こりやすいこともわかっています。

＊1　HbA1c：血液中の赤血球に含まれるヘモグロビンにブドウ糖が結合したもの。過去2か月間の血糖の状態を調べるのに役立つ。

脳卒中、**腎症**などの合併症や、動脈硬化性疾患の危険因子である**高血圧**を患っている人、**中性脂肪値**が高い人も注意すべきです。

さらに、生活習慣では**身体活動量の低下**、**高脂肪食**、**緑黄色野菜不足**などに加えて、**社会交流が乏しい**ことも糖尿病における認知症の危険因子であるという報告があります。

したがって、糖尿病における認知症を防ぐためには、

●糖尿病の治療をきちんと受ける
●血糖、血圧、血中脂質、体重を適正かつ良好な状態に保つ
●身体活動を増やし、過不足なくバランスのよい食事を心がけ、人との交流を豊かにする

これら3つが大切です。

中年期の肥満症は認知症の危険因子。併発すると悪循環に

中年期、すなわち**45〜64歳の肥満症の人**は、肥満がない人と比べて、認知症に約1・33倍なりやすいことがわかっています。[2]

「肥満」とは、**BMI**（体格指数。体重〔kg〕÷身長〔m〕÷身長〔m〕で求められる）**が25を超えた状態**のことです。

さらに、肥満によって合併症が起きているなど、健康障害が生じていると「肥満症」と診断されます。**BMIが30を超えると、アルツハイマー病が起こりやすい**という報告もあります。[2]

肥満症では、体験した出来事などの「**エピ**

ソード記憶」や、計画を立てたり段取りをつけたりする「**実行機能**」などの認知機能が障害されやすいこともわかっています。

食べたことを忘れるなど、エピソード記憶の障害は肥満の増悪をもたらすので、肥満症と認知機能障害の悪循環をまねく可能性が指摘されています。

いっぽうで、食事、運動などの生活習慣を改善したり、減量手術を受けたりして**体重を減らす**と、**記憶力や実行機能などの認知機能が改善する**という報告も多くみられます。

最近では、インクレチンという消化管ホルモンの作用を利用した注射薬「GLP-1受容体作動薬」が、血糖だけでなく、体重を減らす効果があることから、**肥満がある糖尿病の人**に使用されています。

このGLP-1受容体作動薬は、動物実験において、認知症のモデル動物のアミロイドβを減らし、認知機能を改善することが報告されています[3]。人での検証はされていませんが、将来、体重を減らすような薬剤が認知症の予防薬になるような時代が、ひょっとしたら来るかもしれません。

毎日のちょっとした心がけで認知症のリスクは減らせる

ここからは、どのような生活習慣を心がけると認知症のリスク低減につながるか、具体的な目安を交えて解説します。

◆有酸素運動など

認知症を防ぐための生活習慣においてもっ

とも重要なものは、週4日以上の定期的な「**有酸素運動**」です。

有酸素運動は、**ウォーキング**、**水泳**、**ダンス**などです。ややきついと感じる程度の強度で**1日30分、週4日以上**行います。

地道に続けることで、血糖の状態や血圧がよくなり、血液中の善玉コレステロールが増え、**動脈硬化が改善されて認知症を予防する可能性**が期待できます。

とある研究によると、週3回以上運動する人のほうが、3回未満の人と比べて認知症の危険度が38%も減っています[4]。

また、アルツハイマー病のモデル動物に運動をさせると、脳内のアミロイドβが減るということもわかっています。

そのほか、筋肉に負荷をかける「**レジスタンス運動**」や、ストレッチなどの「**柔軟性運動**」を有酸素運動に組み合わせて行うなど、**多要素の運動も認知機能に好影響**を与えます。

レジスタンス運動は、スクワット、ダンベル体操や、市町村の運動教室、ジム、介護保険のデイケアサービスなどを利用することで行えます。

◆食事

食事では、**野菜、魚、果物の摂取が多いと認知症の発症が少ない**ことがわかっています。認知症を減らす可能性がある食事として「**地中海食**」や「**日本食**」などがあげられます。

地中海食は、野菜、果物、穀類、豆類、魚、オリーブオイルをとり、加工肉やお菓子を減らし、適量の赤ワインを飲むという食事です。

日本食では、米、みそ汁、海藻、漬物、緑黄色野菜、魚、お茶という食事パターンが認知症リスクを減らすという報告があります。

ただし、日本食の場合、漬物とみそ汁などの**塩分が多くならないよう注意**する必要があります。

◆睡眠

睡眠時間も大切です。睡眠時間は、短くても長くても認知症になりやすいといわれています。

1日の睡眠時間が7時間台の人と比較すると、睡眠時間が5時間以内だと約2・4倍、9時間以上でも約2・4倍、認知症になりやすくなります。[5]

6〜7時間の睡眠をとることが理想的であると思います。

◆人との交流

閉じこもりの人が認知症になりやすいことがわかっています。

ひとり暮らしなどで、家族、親族、友人と週1回未満しか会わない人は、そうでない人と比べて、アルツハイマー病の危険度が約8倍高いといわれています。[6]

そのいっぽうで、**知的活動、音楽などが認知症を予防する**ということがわかっています。

以上をふまえ、認知症を予防するため行うべきことを、8か条としてまとめてみました。

①糖尿病を予防または治療し、高血糖、低血糖にならないようにする

②血圧、脂質、体重をよい状態に保つ

③中年期の肥満を治療する

④身体活動量を増やし、有酸素運動、レジスタンス運動などを行う
⑤野菜、魚などを多くとり、バランスのとれた食事をする
⑥6〜7時間の適度な睡眠をとる
⑦家に閉じこもらず、人との交流を豊かにする
⑧知的活動、音楽、ボランティア活動などをする
できることから日々の生活に取り入れ、実践していきましょう。

参考文献

1） Xue M, et al. Diabetes mellitus and risks of cognitive impairment and dementia: A systematic review and meta-analysis of 144 prospective studies. Ageing Research Reviews. 2019; 55:100944.

2） Pedditzi E, et al. The risk of overweight/obesity in mid-life and late life for the development of dementia: a systematic review and meta-analysis of longitudinal studies. Age Ageing. 2016; 45(1): 14-21.

3） Bomfim TR, et al. An anti-diabetes agent protects the mouse brain from defective insulin signaling caused by Alzheimer's disease-associated Aβ oligomers. J Clin Invest. 2012; 122(4):1339-1353.

4） Larson EB, et al. Exercise is associated with reduced risk for incident dementia among persons 65 years of age and older. Ann Intern Med. 2006;144(2):73-81.

5） Benito-León J, Bermejo-Pareja F, Vega S, Louis ED. Total daily sleep duration and the risk of dementia: a prospective population-based study. Eur J Neurol. 2009;16(9):990-997.

6） Fratiglioni L, Wang HX, Ericsson K, Maytan M, Winblad B. Influence of social network on occurrence of dementia: a community-based longitudinal study. Lancet. 2000; 355(9212): 1315-1319.

認知症の予防に、フレイル対策を始めよう

Ken Nagata

長田乾《ながたけん》

横浜総合病院 横浜市認知症疾患医療センター センター長

認知症につながる筋力の衰え“フレイル対策”の重要性

加齢によって筋力は徐々に低下し、歩行速度も遅くなります。今までは「年をとると筋力が衰えて疲れやすくなり、何事も億劫《おっくう》になる」のは老化現象で、どうすることもできないと半ばあきらめられていた状態でした。

しかしこれに対して、日本老年医学会は2014年から「**フレイル**」という新たな用語を使うようになりました。フレイルについて、「**そのまま放置すれば認知症や寝たきりに陥る可能性が高い反面、適切な治療・介入・支援により、健康な状態に復することが可能な状態**」と説明し、フレイルが予防できることと、その重要性を強調しています。

左の図のように、フレイルには体重減少、消耗・易疲労性《いひろうせい》（疲れやすさ）、身体活動の低下、筋力低下、低栄養などの**身体的フレイル**に加えて、認知機能低下、意欲減退、抑うつなどの**精神的・認知的フレイル**、そして引きこもり、独居、孤食、経済的困窮、老老介護などの**社会的フレイル**が含まれます。

3つのフレイル

イラスト：長田乾

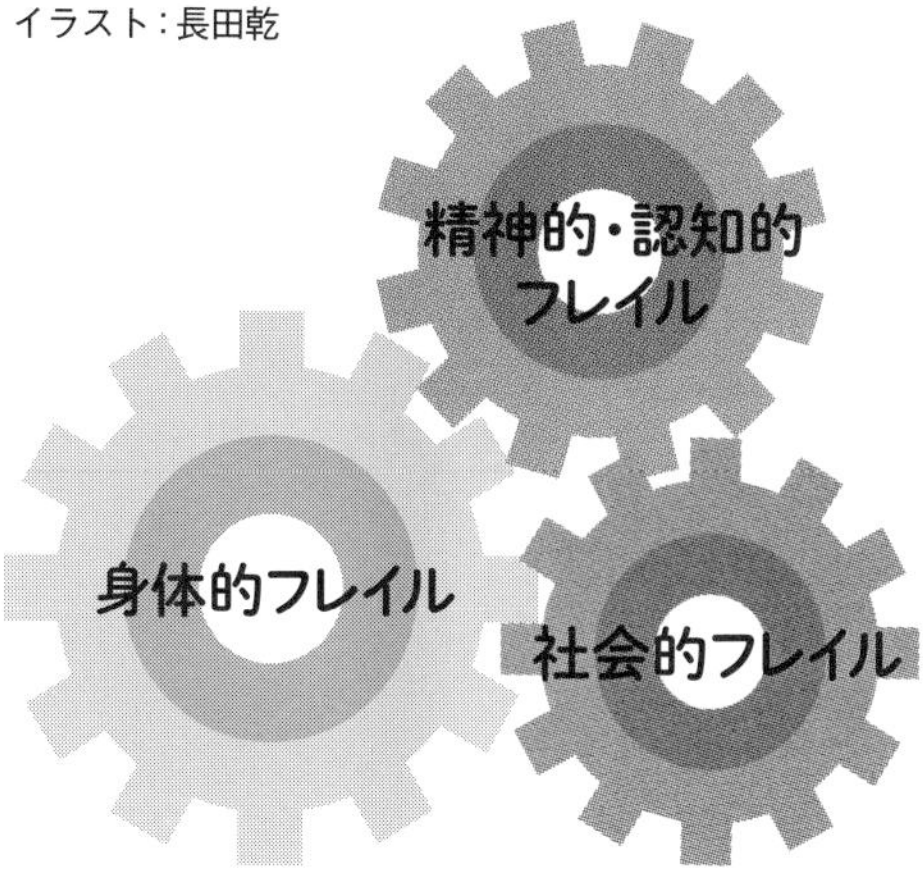

また、フレイルと密接に関連する要素として、**加齢による筋力低下・筋肉量減少**は「**サルコペニア**」と呼ばれます。

身体的フレイルにおいては、

①体重の減少
②疲れやすさ
③外出の頻度の減少や運動機会の減少など、身体活動の低下
④青信号のうちに横断歩道を渡りきれないなど、歩行速度の低下
⑤ペットボトルのキャップを自力で開けられないなど、筋力の低下（サルコペニア）

と5項目あり、このうち、**3つ以上該当する場合にフレイルと診断**されます。

わが国の一般住民を対象にした調査では、60代後半でフレイルと診断される人は6・8%に過ぎませんが、**70代後半では17・9%、85歳以上では46%に増加**します。[1]

しかも、フレイルと診断された高齢者は、そうではない高齢者と比較して転倒のリスクは4・5倍、[2] 1年以内に入院するリスクは2・5倍、[3] 3年以内の死亡リスクが3倍になることが報告されています。[3]

さらに、フレイルと診断されると血管性認知症の発症リスクは5・6倍、アルツハイマー型認知症の発症リスクは4・5倍高くなる[4]というデータもあります。

認知症を予防する観点からも、フレイル対策は重要なのです。

筋力の低下は、〝低栄養〟と〝運動不足〟が呼び水になる

慢性的な低栄養状態と運動不足は、フレイルの要因のひとつであるサルコペニアの原因となります。

サルコペニア、つまり「加齢による筋力低下・筋肉量減少」は**運動能力の低下**につながり、疲れやすさを訴え、活動性が低下、転倒・骨折のリスクも上昇します。

さらに、運動や外出の頻度が減ることで**社会参加の機会**が失われます。日ごろあまり動かなくなると基礎代謝が低下し、食欲も減退、**食事摂取量が減少**します。食事摂取量の減少は低栄養状態に拍車をかけるので、フレイルがさらに進行することに。この状況は「**フレイルの悪循環**」と呼ばれます（→P39図）。

この悪循環から脱却することは、認知症や寝たきりの予防につながります。

フレイルの悪循環

イラスト：長田乾

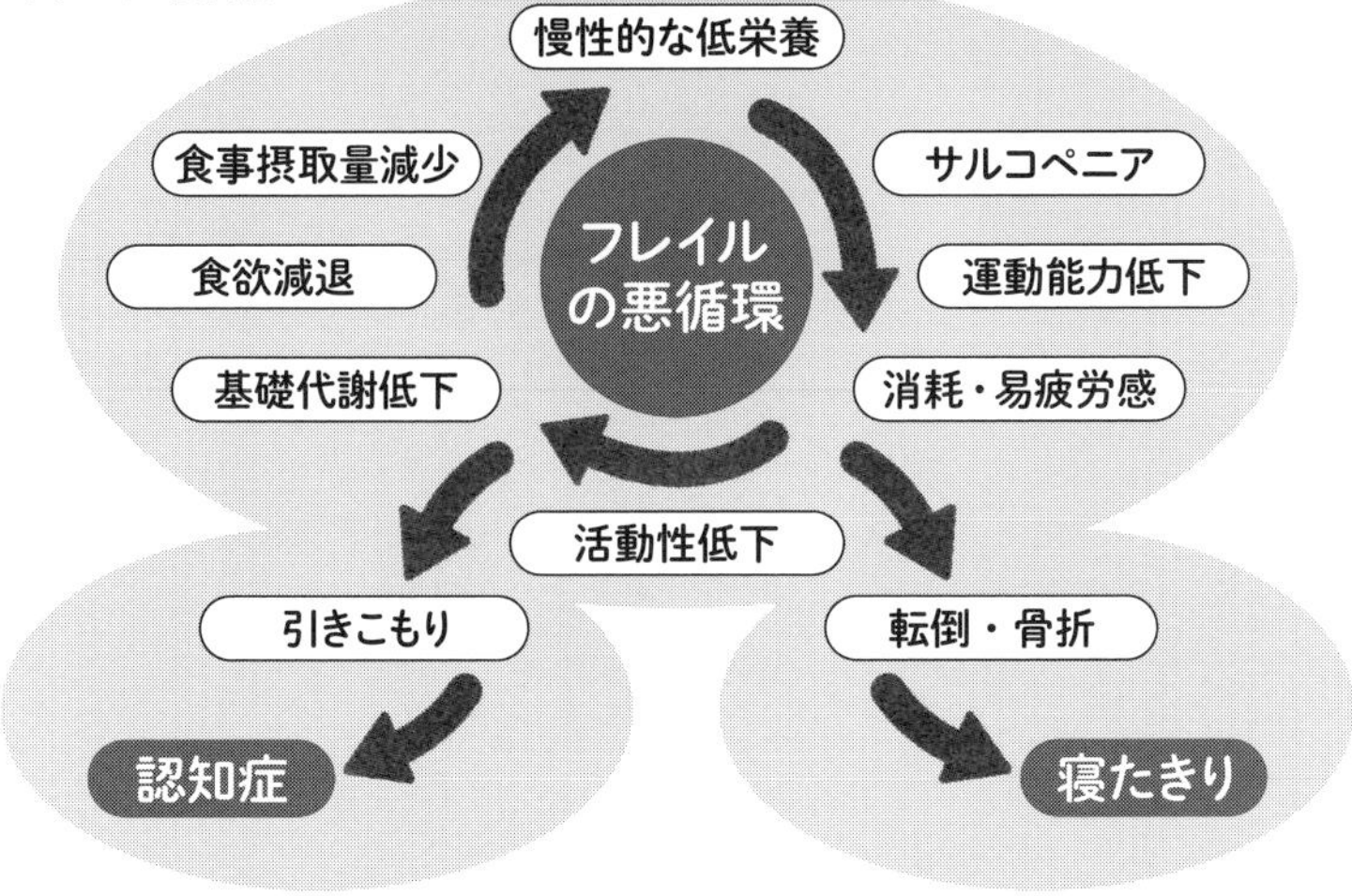

フレイルの予防には、**①バランスのとれた食事**、**②運動習慣を持つこと**、そして**③社会参加**の3つの柱があります。順番に見ていきましょう。

フレイルを防ぐ食事は、たんぱく質の摂取がカギ！

高齢になると、肉や魚などの**動物性たんぱく質**の摂取量が徐々に減少します。

たんぱく質は、**筋肉**のもととなる重要な栄養素です。サルコペニアとその先にあるフレイルを予防するためには、**体重1kgあたり1日に1g以上のたんぱく質の摂取が必要**です[5]。すなわち、体重60kgであれば毎日60g以上のたんぱく質の摂取が必要になります。

肉や**魚**をはじめ、**卵**、**大豆**を使った料理や、**牛乳・乳製品**など、たんぱく質を多く含む食品を積極的に摂取することが大切です。

あわせて、ビタミン、ミネラル、食物繊維を含む**野菜、きのこ、海藻などを1日に350g以上**摂取することが推奨されています。[6]昔から「一汁三菜」と表現される日本食は、栄養バランスの整いやすい食事といえます。

また、**噛む力**が低下すると、かたくて食べにくい食品を避けるようになり、摂取する栄養素に偏りが生じます。バランスのとれた食事摂取のためにも、普段からよく噛むように意識し、噛む力を維持することが大切です。

階段を使うだけでも立派な運動。社会活動への参加もおすすめ

運動習慣は、筋力を維持し運動機能を高め、日常生活の活動性を改善し、フレイルの進行を予防する効果があります。とくに高齢者では、太ももなど**下肢《かし》の筋力**の低下が起こりやすく、歩行能力の低下につながります。下肢の筋力を維持することが大切です。

運動といっても、少し速めに歩く、なるべく階段を使う、1日5000歩以上の散歩などでかまいません。**普段から少し負荷をかけた運動を心がける**ことが身近な筋力トレーニングになります。

そのほか、いすを使った起立運動やハーフスクワット、片足立ちなど、**1日5分間の日替わりトレーニング**も推奨されています。国立長寿医療研究センターでは、**HEPOP**(Home Exercise Program for Older People)と称して、高齢者向けの在宅運動プログラムを紹介しています。[7]

また、東京都の調査によると、**外出の回数が多い人ほど認知症のリスクが低く**なります。[8] 趣味のサークル、スポーツの会、ボランティア活動などに参加する人ほど健康寿命が長いことも明らかにされています。**社会活動への参加**や**社会ネットワークへの関わり**を維持することも、フレイル予防の重要な柱なのです。

〝動かない時間〟を減らすことが大切

新型コロナウイルス感染症が蔓延した時期には、外出を自粛することで、運動不足や社会的孤立に陥り、フレイルが進行し、認知症が悪化した事例なども少なからず報告されました。

しかし、2023年5月からは、新型コロナウイルスの感染症法上の位置付けが5類に移行し、日常生活の行動制限はなくなりました。それぞれが基本的な感染対策を講じたうえで、**外出や散歩の回数を増やし、〝動かない時間〟を減らして運動不足を解消**し、積極的に**社会参加を再開**することによって、フレイル予防、さらには認知症予防につなげる努力が必要となっています。

参考文献

1）吉澤裕世、他 日本公衆衛生雑誌 66: 306-316, 2019
2）Chittrakul J, et al. J Aging Res. 2020 Jul 4;2020:3964973.
3）Lahousse L, et al. Eur J Epidemiol. 2014, 29:419-427
4）Kulmala J, et al. Gerontology. 2014, 60:16-21.
5）厚生労働省「日本人の食事摂取基準（2020年版）」
6）厚生労働省「健康日本21」
7）国立長寿医療研究センター 在宅活動ガイド 2020 https://www.ncgg.go.jp/hospital/guide/index.html
8）東京都老人総合研究所 研究成果資料 https://ryobi.gr.jp/wp-content/uploads/2010/11/101124-source02.pdf

脳と体の健康のために〝筋肉〟を維持しよう

Hidenori Arai

荒井秀典《あらいひでのり》
国立長寿医療研究センター 理事長

筋肉は、多ければ多いほどより大きな力を発揮できる

「筋肉」と「健康」。この2つの要素がどう関係するのか、ピンとこない人は多いかもしれません。しかし筋肉は、脳や体の健康に欠かせない役割を担っています。本稿では、筋肉と健康、すなわち〝健康長寿〟との関係について、わかりやすく解説していきましょう。

まず筋肉には、大きく分けて「骨格筋《こっかくきん》」と「平滑筋《へいかつきん》」があります。

骨格筋は、骨とともに骨格を維持するために必要な臓器であり、その収縮により体のさまざまな動きに関係しています。平滑筋は、主に胃腸や膀胱などの内臓にある筋肉です。

なお、心臓の筋肉である「**心筋**」は、骨格筋と平滑筋の中間のような存在です。本稿では、単純に「骨格筋」のことを「筋肉」とします。

普段の生活ではとくに意識することは少ないかもしれませんが、筋肉は骨とセットになっており、関節を介して我々のさまざまな動きに関連しています。

たとえば、筋肉を収縮させることによって、手足を伸ばしたり、ものを投げたりすることができます。

また、男性は女性と比べて筋肉が多く、筋力も強いため、100メートル走などにおいては、男性のほうが一般的には速く走れます。

すなわち、**筋肉が多ければ多いほど、より大きな力を発揮できる**と考えてよいでしょう。

筋肉は20代をピークに少しずつ減っていく

我々が生まれてから死ぬまでの、筋肉の変化について考えてみましょう。

生まれたばかりの赤ちゃんは、筋肉が少なく、立つことも歩くこともできません。その状態から成長するにつれて筋肉が増え、20歳ごろまでは、筋肉は太く長くなっていきます。

そして、30歳を過ぎると少しずつ筋肉が減っていき、70代では、平均して20代の6割程度にまで筋肉が減少します。とくに、**中年期にあまり運動をしないで過ごすと、筋肉が顕著に減少する可能性**があります。

また、男性のほうが女性に比べて筋肉は多いのですが、加齢とともに減少するスピードも、男性のほうが速いとされています。

このように、加齢に伴って筋肉の量や機能が変化しますが、とくに高齢期においては、ある一定レベル以上に筋肉が減ると、転倒したり、病気にかかったりするリスクが増えることがわかってきました。つまり、**筋肉が減ると、肺炎や感染症、糖尿病など、さまざまな病気のリスクも高まる**ということです。

筋肉が少ないと認知機能が低下しやすい

我々が行っている研究では、**握力が低い人や、筋肉が少なく歩行速度が遅い人は、認知機能が低下しやすい**ことがわかりました。そのいっぽう、**認知機能が低下している人のほうが、筋肉の働きが悪くなりやすい**こともわかってきました。

一見、関係ないようでも、脳と筋肉は密接に関連しているのです。

また、**高齢期においては、筋肉が多ければ多いほど長生きできる**こともわかってきました。たとえば75〜84歳の高齢者の歩く速さと、10年後の生存率を調べた研究があります。その研究によると、普通以上の速さ（秒速1・4m以上）で歩けるグループと、歩行速度が遅い（秒速0・4m未満）グループとを比べたところ、10年後に生存している割合に、3倍程度の開きがあったのです。

この結果は、歩くのが速い人、つまり、筋肉の量が多い人ほど長生きできることを表しています。しかしながら、歩くのが遅い人も、**運動や適切な食事などによって、速く歩くことができるようになれば、生存率を伸ばすことが可能**だと考えられています。

放置するとサルコペニアに。日常生活に支障をきたす恐れも

このように、筋肉が減ることは、糖尿病、認知症などの病気や、その後の余命、要介護状態と関連します。

これをふまえ、「筋肉の減少＝《イコール》病的な状態と認識すべきだ」という考え方が、１９８０年代後半から出てきました。そして、ある一定レベル以上に筋肉が減った場合には「**サルコペニア**」と診断すべきだといわれるようになったのです。

サルコペニアとは、Sarx（筋肉）とPenia（減少）というギリシャ語を組み合わせた造語で、１９８９年ごろにアメリカで提唱された、比較的新しい概念です。

サルコペニアは65歳以上の高齢者に多く、とくに75歳以上になると急に増えてきます。

サルコペニアになると、「**歩く速度が遅くなる**」「**転倒・骨折のリスクが増加する**」「**着替えや入浴などの日常生活活動が困難になる**」「**死亡率が上昇する**」など、さまざまな影響が出てきます。

筋肉量の測定は専門の医療機関でないとできないため、正確な診断には医療機関を受診する必要がありますが、サルコペニアの有無は、自分でチェックすることもできます。

- 歩くのが遅くなった（横断歩道を渡りきれない）
- 手すりにつかまらないと、階段を上がれない
- ペットボトルの蓋を開けにくくなった

このような場合は、サルコペニアが疑われます。

また、サルコペニアが心配な人は、**足のふくらはぎの周囲**を計測してみましょう。

ふくらはぎの周囲が**男性で34㎝未満、女性で33㎝未満なら、注意が必要**です。当てはまる場合は、筋肉を増やすよう、運動や食事など生活習慣を工夫することが大切です。

筋肉の維持&増強にはたんぱく質とビタミンDが必須

すでに筋肉が十分にある人が筋肉を維持するためには、成人の場合で、**体重1kgあたり1日にたんぱく質1gを目安にとる**ようにします。たとえば、体重が60kgなら、1日に約60gのたんぱく質が必要です。

しかし、すでにサルコペニアで筋肉が減っており、筋肉を今以上に増やす必要がある人は、その摂取量では足りません。成人の場合で、**体重1kgあたり、1日に1・2〜1・5gのたんぱく質が必要**です。たとえば、体重60kgなら、1日に72〜90gのたんぱく質をとる必要があります。

ただし、腎臓が悪い場合は、たんぱく質の制限が必要なこともあるので、医師と相談してください。なお、食品に含まれるたんぱく質含有量は、食品の重さと同じではないため、計算するときは注意が必要です。

また、たんぱく質とともに、筋肉にとって大事な栄養素がもうひとつあります。それは「**ビタミンD**」です。魚介類、卵、きのこなどに多く含まれています。

ビタミンDには、**体内のカルシウムの吸収**

を促して骨を増強するとともに、筋肉の合成を促す作用があります。また、ビタミンDは日光に当たると体内で合成されるため、日光浴も大切です。

筋肉をつけ健康を保つには、毎日の食事のメニューを工夫し、積極的にたんぱく質やビタミンDの摂取量を増やすようにしましょう。

〝筋トレ〟も大切。何歳になっても筋肉は増やせる

筋肉量の維持や増強には、運動も欠かせません。

筋肉量を維持するためには、少なくとも1日6000〜8000歩は歩くことが必要です。さらに、筋力を増やすには筋力トレーニング（筋トレ）を行う必要があります。前述のとおり、筋肉量は年齢とともに低下しやすくなりますが、筋トレを行えば、高齢になっても筋肉を増やすことができます。

ただし、筋トレをするときは、一生懸命になりすぎて筋トレ中に息を止めてしまうと血圧が上がってしまいます。「1、2、3……」というふうに、数を声に出して数えながら行うと、自然に呼吸ができ、血圧が上がりにくくなるため、おすすめです。

筋肉の健康を維持することで、全身の健康だけでなく、脳の健康も保てるかもしれません。できるだけ筋肉を減らさない生活習慣を心がけましょう。

老年期の睡眠障害と認知症

Amane Tateno

舘《たて》野《の》周《あまね》

日本医科大学大学院医学研究科 精神・行動医学分野 大学院教授

年齢とともに睡眠時間は短くなっていく

睡眠ともの忘れの問題は、加齢とともに増えていきます。今回は、老年期の睡眠障害の特徴、睡眠障害と認知症の複雑な関係、そして睡眠障害を改善し、認知症のリスクを下げるにはどのような生活をするのがよいかについて、お話ししたいと思います。

まず、**老年期の睡眠障害**についてです。体のリズムには〝**昼間は活動性が高まり、夜間は深く眠る**〟という変動があります。老年期になるとこの変動の幅は小さくなり、深い睡眠が減り、寝ている途中で目が覚めることや、朝早くに目が覚めることが増えます。

結果として、早寝早起きになっていきます。

人間の平均的な睡眠時間は25歳で7時間程度ですが、**65歳では6時間程度に減少**し、その後も減っていきます。

睡眠のこのような変化の背景には、睡眠促進ホルモンとも呼ばれる**「メラトニン」の分泌低下**や、**日中に体を動かすことが減り昼寝が増える**こと、加齢に伴い出現しやすい泌尿器関連の問題で、**夜頻回にトイレに行くようになる**ことなどがあります。ほかにも、皮膚のかゆみ、のんでいる薬なども影響します。

しかし、そういったさまざまな影響を受けて夜眠れなくなったときに、**睡眠へのこだわりや、不眠に対する恐怖、不安**などがあると、慢性の不眠症になりやすくなります。

十分な睡眠がとれないことに不安になる人や、「年代を問わず、睡眠時間は8時間とれなければおかしい」「自分の睡眠時間は短すぎる」と思いこむ人。さらに、「寝付くのに時間がかかるのであれば、早めに布団に入ろう」「少しでも長く横になっていたほうがよい」と考えて、夜7時など、早い時間から寝床に入ってじっとしている人もいます。

それではかえって不眠が固定されてしまいます。また、お酒を飲んで眠ろうとして、依存症や身体状態の悪化、転倒や認知症のリスクを高めてしまう人もいます。

このような間違った対応をとらないためにも〝**適切な睡眠**〟というものを理解し、**不眠を改善する生活習慣を意識する**ことが大切です。また、医師の指示のもと、睡眠薬を服用している人であれば、その正しい使い方を知ることも重要です。

不眠があると認知症に、認知症があると不眠になりやすい

次に、**睡眠障害と認知症の関係**についてです。認知症にはいろいろな種類がありますが、今回は、日本でいちばん多いとされている「**アルツハイマー型認知症**」をもとに、睡眠障害との関係を考えてみたいと思います。

アルツハイマー型認知症の人の睡眠には、健康な高齢者と比べて、

- ●総睡眠時間が少ない
- ●布団の中できちんと眠れている割合が少ない
- ●中途覚醒が多くなり、レム睡眠（↓P52）が減少する

といった特徴があります。

結果的に、夜によく眠れず、日中の昼寝が増えるほか、「せん妄」[*1]といって、脳が混乱して場所や時間、人などがわからなくなる状態が出現しやすくなります。

また、**慢性的な不眠がある人**は、そうでない人と比べて、**将来認知症になるリスクが男性で53%、女性で25%上昇する**と報告されています。[1)]

アルツハイマー型認知症は、年齢が上がるにつれて罹《り》病率も上がります。さらに、アルツハイマー型認知症の人の脳内には「老人班」や「神経原線維変化」という所見がみられますが、その原因となるのが「**アミロイドβ《ベータ》**」

＊1　せん妄：病気や薬の影響などで起こる精神症状のひとつ。注意力が低下してぼんやりしたり、その場の状況が理解できず混乱し、怒ったり興奮したりする。幻覚や錯覚などを伴うことも。

や「**タウたんぱく**」という物質です。これらの脳への蓄積が、認知症の症状の出現や進行に関与していることが明らかになっています。

睡眠障害とアルツハイマー型認知症発症との関係においては、下の図のような**悪循環**に陥りやすいとされています。

それ以外にも、**断片的な睡眠によって日中の活動性が低下する**ことや、不眠症の一因である「**睡眠時無呼吸症候群**」*2により、**脳に低酸素・炎症ストレスが生じる**ことが、アルツハイマー型認知症になりやすくなる要因と考えられています。

睡眠の改善が、認知症の発症や進行を遅らせる手がかりに

ひと晩の睡眠では、脳を休めたり成長ホル

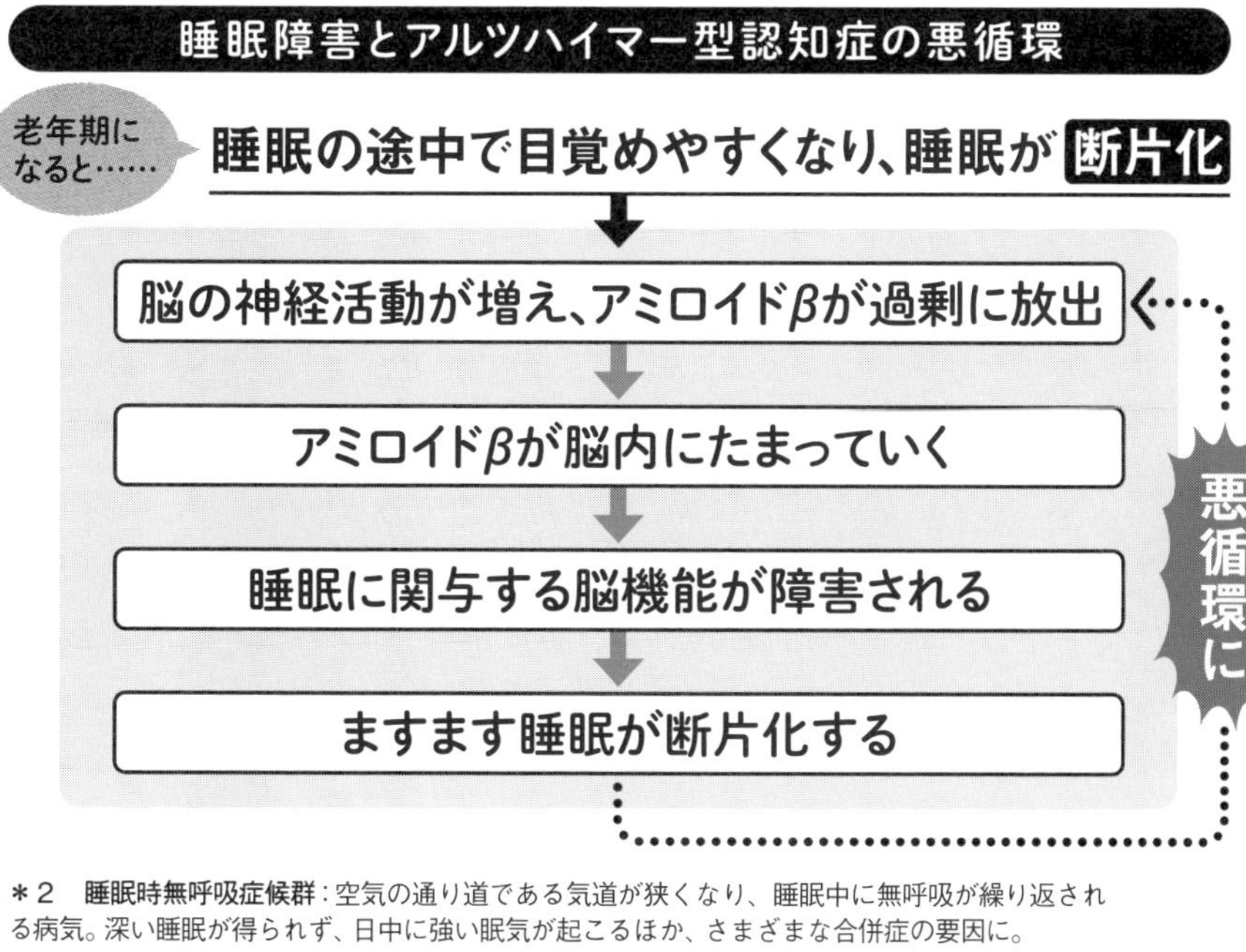
睡眠障害とアルツハイマー型認知症の悪循環
老年期になると……
睡眠の途中で目覚めやすくなり、睡眠が断片化
脳の神経活動が増え、アミロイドβが過剰に放出
アミロイドβが脳内にたまっていく
睡眠に関与する脳機能が障害される
ますます睡眠が断片化する
悪循環に

*2　睡眠時無呼吸症候群：空気の通り道である気道が狭くなり、睡眠中に無呼吸が繰り返される病気。深い睡眠が得られず、日中に強い眠気が起こるほか、さまざまな合併症の要因に。

モンを分泌したりする「**ノンレム睡眠**」と、体を休めたり夢を見たりする「**レム睡眠**」のサイクルが約90分かけて行われ、これを4～5回繰り返して朝を迎えます。

ノンレム睡眠中には、脳や脊髄《せきずい》にある「脳脊髄液」の流れが発生し、それによりタウたんぱくなどの不要物が脳外に排泄されることが報告されています。[2]

マウスを用いた最近の研究では、レム睡眠中のマウスの脳内において、毛細血管に流れこむ血流が増えることが報告されました。[3]

つまり、ノンレム睡眠中の脳脊髄液の流れと同様に、**レム睡眠中の血液の流れも、脳内の不要物の脳外への排泄に関与している**と考えられるのです。

実際に、睡眠時間が短い人では脳内のアミロイドβやタウたんぱくが増加することや、レム睡眠時間の割合が少ない人ではアルツハイマー型認知症発症のリスクが高いことなど、**睡眠の質の低下がアルツハイマー型認知症発症に関与している**という証拠が多く見つかっています。

このため、〝睡眠を改善できれば、アルツハイマー型認知症の発症や進行を遅らせられるのではないか〟といった研究が行われています。

規則正しい生活を心がけ、睡眠の質を高めよう

睡眠を改善するための「睡眠衛生指導」と呼ばれる生活指導があります。具体的には、次のようなものです。

【睡眠衛生指導】

●規則正しい生活（朝起きたら、日の光を浴びる）
●規則正しい食事
●定期的な運動
●昼寝をするなら午後3時より前で、30分以内にとどめる
●夕方からは、部屋の照明が明るくなりすぎないようにする
●寝る2時間ほど前に、ぬるめのお風呂にゆっくりと入る
●寝る1時間前は、スマートフォンなど明るすぎるものを見ない
●眠る前のカフェインやたばこ、アルコールを控える
●睡眠時間の長さにこだわらず〝生活に支障が出なければよい〟程度に気楽に考える
●心地よいと感じる部屋の温度や湿度
●眠くないのに無理に眠ろうとして寝床で過ごさない

いっぽう、認知症の方への生活指導としては、次のようなものがあります。

【認知症の方への生活指導】

●規則正しい生活リズムを保つ
●糖尿病や高血圧症などの生活習慣病になりにくい、バランスのよい食事
●軽い有酸素運動など、肥満ややせすぎにならない運動習慣
●質のよい睡眠
●社会的に孤立しないようにする
●自分ができる家事は自分で行う
●興味がある分野の知的行動を進んで行う

こうして見ると、よい睡眠のために必要なことと、認知症の方への生活指導は、共通するものが多いことがわかると思います。

そして大事なのは、すべてを行おうとするのではなく、**自分たちにできる範囲で行い、続けていく**ことです。

睡眠は、それ自体が生活における大きな問題であると同時に、睡眠障害がもたらす認知症のリスクを考えると、質のよい睡眠の大切さがわかります。

今回お話しさせていただいたような、睡眠に関する正しい情報をもとに、自分で取り組める生活習慣や環境の改善を図っていくことが、よりよい生活につながると思います。

参考文献

1） Cricco M, Simonsick EM, Foley DJ. The impact of insomnia on cognitive functioning in older adults. J Am Geriatr Soc. 2001 Sep; 49(9): 1185-1189. doi: 10.1046/j.1532-5415.2001.49235.x.

2） Fultz NE, Bonmassar G, Setsompop K, et al. Coupled electrophysiological, hemodynamic, and cerebrospinal fluid oscillations in human sleep. Science. 2019 Nov 1; 366(6465): 628-631. doi: 10.1126/science.aax5440.

3） Tsai CJ, Nagata T, Liu CY, et al. Cerebral capillary blood flow upsurge during REM sleep is mediated by A2a receptors. Cell Rep. 2021 Aug 17; 36(7): 109558. doi: 10.1016/j.celrep.2021.109558.

食習慣の見直しで、認知症を予防しよう

Yuri Sasamoto
笹本友里《ささもとゆうり》
総合東京病院 栄養管理科 管理栄養士

「生活習慣病」と「フレイル」、「活性酸素《かっせいさんそ》」を防ごう

WHOが2019年に発表したガイドライン「認知機能低下および認知症のリスク低減」には、高血圧、糖尿病、脂質異常症などの「生活習慣病」の予防の重要性が示されています。

また、要介護状態にいたる前段階として位置づけられる「フレイル」は、加齢によって心身ともに脆弱《ぜいじゃく》し、社会的つながりも弱くなるなど多方面な問題を抱えやすいことから、認知症の要因といわれています[1]。しかし、食事の改善をはじめとした適切な取り組みを行うことで、再び健康な状態に戻ることができるのも、フレイルの特徴です。

さらに、体に取りこんだ酸素の一部が変化

した物質である「**活性酸素**」も、細胞や血管を酸化させ、老化や動脈硬化の要因となることから認知症の原因物質といわれています。

認知症にならないために「これさえ食べておけば大丈夫」と紹介できる好都合な食品は、残念ながらありません。しかし、「**生活習慣病**」「**フレイル**」「**活性酸素**」この3つを防ぐことは、認知症の予防につながります。その観点から、本稿では、認知症予防における食事のポイントを3つお伝えします。

ポイント1

バランスのよい食事をめざそう

テレビで「これがよい！」と取り上げられた食品がスーパーからなくなるという現象をたびたび目にします。一部の食品に偏った食事、いわゆる〝ばかり食い〟には注意が必要です。食べ物は複数の栄養素を持ち合わせているため、〝ばかり食い〟をすると、本来摂取すべき栄養素に過不足が生じるからです。

では、どうすればバランスがよくなるのでしょうか？　はじめに、自分にとっての「**1日に必要なエネルギー（kcal）**」、つまり食事量を知る必要があります。

体格を示す指標である**BMI**（Body Mass Index）は〔体重（kg）÷身長（m）÷身長（m）〕から求められます。BMI18・5未満を「やせ」、25以上は「肥満」、22を「標準」とし、〔BMI22×身長（m）×身長（m）〕が〝標準体重〟となります。ここから〔標準体重×身体活動量25～35 kcal（1日の活動量によって異なる）〕を計算することで、その人にとって1日に必要なエネルギーが何kcalほどか、だいたいの目安が求められます。

最近では、飲食店のメニューやコンビニの商品でも、栄養成分表示がわかりやすく示されていることが多くなっています。さきほどの計算式で求めた「1日に必要なエネルギー(kcal)」を3等分し、1食分の目安として、食事を選んでみるとよいでしょう。

バランスのよい食事をめざすうえで次に大切なことは、**栄養素を偏りなくとる**ことです。そのためには、**主食・主菜・副菜をそろえる**必要があります。

主食とは、ごはん・パン・麺などの〝**炭水化物(糖質・食物繊維)**〟を多く含む食品で、体を動かすエネルギー源となります。1食の目安は、軽く握ったこぶし1つ分程度です。

主菜におすすめなのは、魚・肉・卵・大豆製品など〝**たんぱく質**〟を多く含む食品で、体をつくるもととなります。**フレイル予防のためにも、毎食の摂取が重要**です。摂取量は「肉類」「魚類」「卵」「大豆製品」「乳製品」の5品目を、それぞれ手のひら1つ分(指以外)程度、毎日とることを目安とします。

ちなみに、魚の脂に豊富な**不飽和脂肪酸(EPA・DHA)**には、脳神経細胞の機能維持や血流改善効果があり、動脈硬化予防にも有効だといわれています。刺身や水煮缶を使えば、調理の手間もなく、手軽に摂取することができます。

副菜におすすめなのは、野菜・きのこ・海藻など、〝**ビタミン**〟〝**ミネラル**〟〝**食物繊維**〟を多く含む食品です。そのほかの栄養素からのエネルギー生成を促す働きや、皮膚や血管を丈夫に保つ役割があります。1食の目安は、生野菜なら両手に1杯、温野菜なら片手に1杯程度です。

そして、普段の食事をバランスよくするコツとして〝**ちょい足し**〟もおすすめします。

炭水化物だけの食事になりがちなとき、たとえば麺類には〝卵とカット野菜を加える〟、食パンには〝チーズとミニトマトをのせる〟、たんぱく質が不足しがちなサラダには〝ツナを加える〟など、食材を少し加えるだけで、バランスのよい食事に近づきます。

ポイント2 〝塩分控えめ〟を心がけよう

塩分の過剰摂取は高血圧の原因となり、継続すると「動脈硬化」のリスクとなります。動脈硬化は血管を劣化させ、認知症の引き金となる可能性があります。日本人の平均的な塩分摂取量は約10g/日であり[2]、これはWHOが目標とする5g/日未満に対して非常に多いことがわかっています。

とはいえ、毎回塩分量をこまかく確認するのは、現実的ではありません。そこでまず、「汁物は1日1杯までを目安とする」「麺類のスープはできるだけ残す」「漬物や佃煮を控える」など、**塩分の多い食品を控えめにする**ことを意識してみましょう。

また、普段当然のように使っている**調味料**は、そんなに使わなくてもおいしく食べられるかもしれません。**かける前、つける前に、味見をする習慣をつけましょう**。しょうゆは、スプレーボトルを使用すると、少量でまんべんなくふきかけられるのでおすすめです。

ポイント3 抗酸化物質を味方にしよう

認知症の要因のひとつ、活性酸素を防ぐために味方となるのが、「**抗酸化物質**」です。大豆のイソフラボン、ゴマのセサミン、緑茶のカテキンなどが有名な「**ポリフェノール**」、緑黄色野菜に豊富なβ《ベータ》カロテン、リコピンなどの「**カロテノイド**」、たまねぎやにんにくに含まれる「**イオウ化合物**」、野菜や果物、いも類に豊富な「**ビタミンC**」、ナッツ類に豊富な「**ビタミンE**」は、すべて抗酸化物質の一部です。まだまだたくさんの種類があります。

摂取量を増やすコツは、**食卓の彩りを意識すること**、そして**野菜や果物は新鮮なうちに食べる**ことです。また、抗酸化物質は水溶性で体内に蓄えておけない性質があるため、こまめに摂取する必要があります。やはり、バランスのよい食事が基本となります。

いかがでしょうか。今回は3つのポイントをお伝えしましたが、難しく考える必要はありません。「食卓が茶色っぽいから緑を足そう」「たんぱく質が足りないから豆腐も食べよう」「ソースをつけなくても十分おいしく食べられるな」という小さな意識を、ポイントカードのスタンプを貯めるような感覚で、楽しく続けることが認知症予防につながります。ぜひ、次の食事から何かひとつでも実践し、ポイントを貯め始めましょう！

参考文献
1）厚生労働省「食べて元気にフレイル予防」
2）厚生労働省「令和元年　国民健康・栄養調査報告」

作業療法から見た認知症予防

Nobuo Oshima

大嶋伸雄《おおしまのぶお》

学校法人 河﨑学園 大阪河﨑リハビリテーション大学 リハビリテーション学科 学科長

できることを増やし、健康的な生活を送れるようサポートする

「作業療法」は、通常の医療サービスのように、薬や手術で患者さんのけがや病気を治すものではありません。

患者さんが自分自身で動くこと、つまり自分自身でさまざまな動きや活動をしてみることで、けがや病気、障害などで動きにくくなっていた体が動くようになったり、それによって気分が変わったりする体験を促すためのものです。

ちょっと難しい表現になりますが、作業療法の「作業」とは、ものづくりの作業ではなく、「生活行為」です。

自分で自分の身の回りの生活動作を行ったり、余暇活動をしたり、家族の食事の準備や洗濯など、他人のための活動（これを「役割」と呼びます）をバランスよく行うことで、健康的な生活を維持することができます。「**仕事は最良の医師である**（ガレノス：129年ごろ〜200年ごろ）」という比喩《ひゆ》がよく当てはまる療法なのです。

さまざまな病気や障害を抱えて、日々の生活に大変困っている、という方が大勢います。しかし、そうした方々でも、実はまだまだ多くの運動や動作、活動が可能で、**自分自身で生活を改善できる力**も持っています。

作業療法士は、そんな患者さんや対象者の健康上、生活上で必要な指導と援助を適切に行う専門職です。具体的には、**カウンセリングを用いて必要な活動を促し、病気や障害の改善と予防を行ったり**します。

また、作業療法士は、精神科なども含めた一般医療のリハビリテーション・サービスや、障害がある方の社会復帰支援、学校・行政などのサービス分野にも従事し、幅広い活躍をしています。

「活動」を通じて脳を刺激し、認知症の予防に役立てる

作業療法は、**認知症の予防**にも役立てられます。作業療法から見た認知症予防の基本として、まず**脳を活性化**し、**脳の機能を健康に保つ**ことが何よりも重要です。

具体策としては、次のようなことがあげられます。

◆家事、趣味活動、ボランティアなどから好きな活動を生活の中心にすえる

年をとればもの覚えが悪くなったり、記憶したことを忘れがちになったりするのは、当たり前です。そうした脳の働きにとって、変化の少ない日常や、人と会わない生活、とくに会話のない日常生活は、認知症予防の大敵となります。

そこで、脳の機能を維持し、心理面でも十分な充実感を得るためには、家族のために家事をしたり、友人同士で協力して趣味活動を行ったり、ボランティアを行うなど**「他人の役に立つ」という役割意識**がとくに重要です。

こうした活動により変化に富んだ生活で、感情、そして脳によい影響を与えることは、何よりの認知症予防につながります。毎日必ず、**好きな活動**、**やらねばならない活動**を生活の中心にすえるとよいでしょう。

◆〝得意〟を活かした活動を選択する

計算が得意な方、漢字の書き取りが上手な方、さらには書道や俳句、川柳など、**自分が好きな活動を継続して行っている**方は、常に脳へ適切な刺激を送っています。

脳はそうやって継続的に使わないと、機械と同じように錆《さ》びついてしまいます。得意なことがあれば、それを活かせる活動を生活の中に取り入れてみましょう。

ただし、高齢になってから新しい活動を始めようとしたり、おもしろそうな活動を選択したり実行したりするのは、そう簡単ではありません。家族など周囲の人が、対象者の方

との**会話**を通じて、本人が昔行った経験があることや好きだったこと、得意だったことを思い出せるよう（カウンセリング的に）手伝う方法がおすすめです。

高齢になると過去の記憶が曖昧だったりします。周囲の人は**昔の若いころの写真**などを見せながらヒントを与え、徐々に記憶の引き出しから「活動」を誘導してあげてください。

◆適度な運動や、体の関節を伸ばす「ストレッチ」を毎日実施する

運動は、脳へ直接的な感覚刺激を送るために最適な方法です。毎日散歩するだけでも効果がありますし、買い物へ出かけるなどの目的を持った活動でも同じ効果が得られます。

出かける場合、行って帰ってきただけで終わらず、**「今日はどこに行って何をしてきたか」を振り返る**ことを忘れないでください。**「運動＋記憶」**は、脳に印象的な刺激を与えます。

また、単純に歩くだけでは、よい運動とはいえません。運動の前後には、必ず**体操**や**ストレッチ**で全身の筋肉や関節をほぐす習慣も身につけてください。全身の関節を意識することは、脳が自分自身の体全体をしっかりイメージすることにもつながります。

周囲が〝やること〟を奪うと、うつから認知症へつながることも

高齢になると、ただでさえ〝**うつ**〟的な考え方（うつ的思考）に陥ることが増えてきます。**高齢者のうつは、認知症の入り口**といわ

れる重要なサインです。

言い換えると、**うつをうまく予防できれば、認知症への進行を遅らせることができる**ということです。

高齢になると「何もすることがない」という方が増えます。または、することやできることはあるが、家族がそうした活動を危険だと思いこんでしまい、本人からそれを奪ってしまう場合があります。

高齢者に「自分は社会（家族）にとって何の役にも立たない存在だ」と感じさせることは、うつへの進行を加速させるようなものです。家族など周囲の人は「危険だからやめさせよう」ではなく、「**いかにしたら安全にできるか**」をいっしょに考えてあげてください。

人間は何かに夢中になり、「やること」があれば、生き生きとした生活が送れます。

反対に、何もやることがないと、**自己効力感**（やればできるという感覚）が低下して、普段から自分の内面だけに注意が向いてしまいます。その結果、心は常に不安定になりがちになります。

さらに強い不安が蓄積すると、うつの入り口へと移行してしまいます。

周囲の人は本人の意思を尊重し、**できることはできるだけ本人に任せる**ことが大切です。

ここまでお話ししたことをまとめると、認知症を予防するためには、心と体の生活バランスを考え直すことがとても重要である、ということになります。バランスのよい健康的な生活とは、

①自分自身の身の回りのこと（食事、整容・入浴、トイレなど）は自分で行う
②余暇活動（手工芸・絵画・俳句などの趣味、さまざまな遊び、旅行・散歩、友人との語らいなど）を定期的に行う
③役割活動（家族のための家事、外での友人へのお手伝い、ボランティアなど）を見つけ、定期的に行う
④運動・体操（ストレッチ）など、①②③以外をできるだけ毎日行う

です。以上をバランスよく配置して、できるだけ毎日行うことが重要となります。

何をすればいいかわからないなら日記をつけることから始めてみる

作業療法の観点から、認知症を防ぐためにおすすめの日常生活と活動をここまで紹介しました。しかしなかには「どんな活動をすればいいのかわからない、自分ではなかなか選べない」という方もいると思います。

その場合、まず字を書くことと字を読むことが可能であれば、認知症の予防策として目に見えるような、効果がよくわかる活動があります。それは「**日記**」です。

日記の書き方については**まったく自由**です。最初は、毎日の簡単な感想を数行から、天気や食事の記録だけでもかまいません。

文章は気分や状況に応じて、徐々に増やしていくことができれば大丈夫です。可能なら、スマートフォンの写真を見ながらその感想を書いてみる方法もありますし、絵日記など、さまざまな題材を利用することも可能です。

日記における認知症の予防的な要素は、

●漢字……文字の記憶想起

●文……文章を考えるための、短期記憶力の賦活《ふかつ》

●文字を手で書くことの運動効果……脳への刺激

などで、枚挙《まいきょ》にいとまがないほどです。

とくに、**思考をフル活動させて脳の機能維持に貢献**するほか、日記を書くことで自分自身への自己効力感を充足させ、〝自分の日常を自分で管理できている〟という**満足感**にもつながります。

さらに、困ったことや不安なことを記述することで、本人が知らないうちに自分で自身にカウンセリングできる「**セルフ・カウンセリング**」の仕組みなども含まれています。

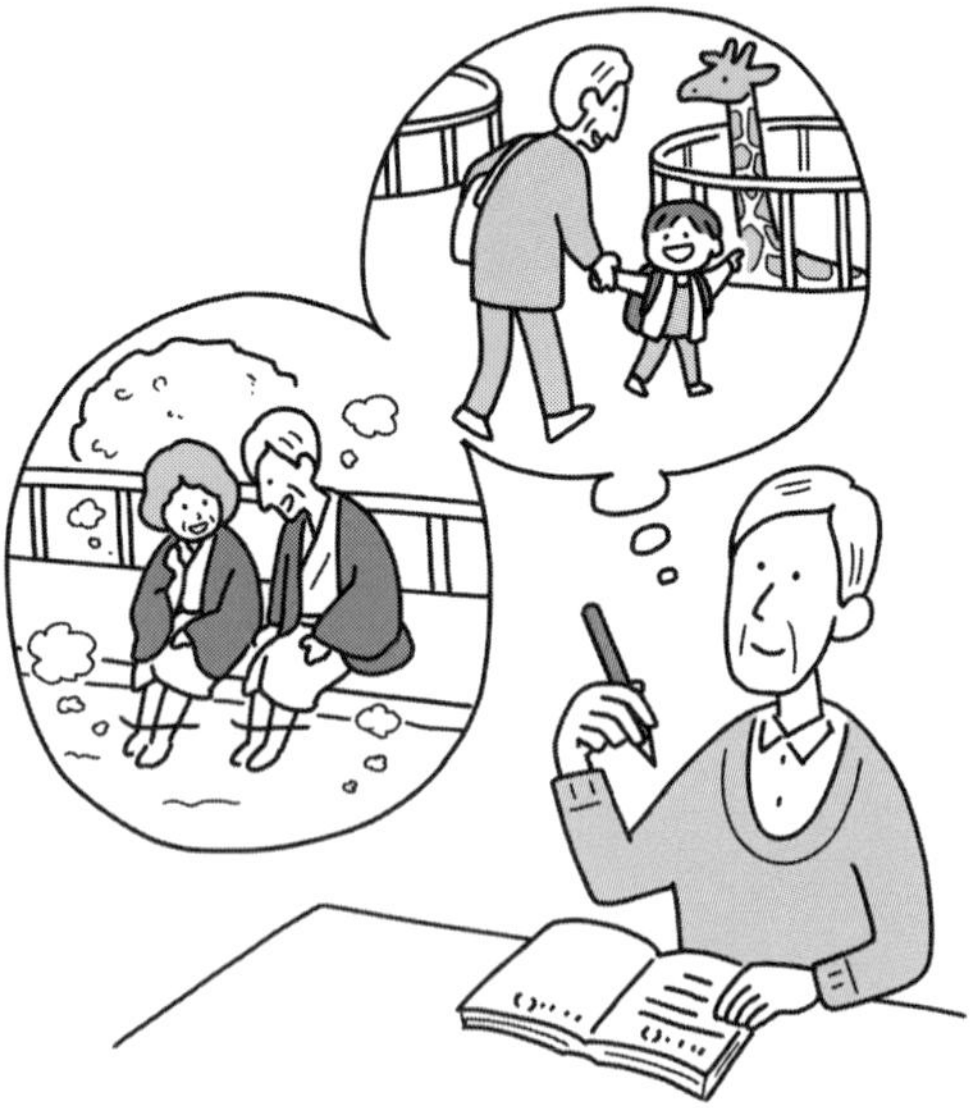

こうした日記による活動は、**日常の不安を軽減し、認知症への進行を遅らせる**効果が期待されています。

いかがでしょうか。作業療法を入り口に、認知症の予防にぜひ取り組んでみてください。

2章

診断編

認知症に気づき、支えるためにできること

もし家族など、身近な人に認知症の兆しがみられたら、なるべく早期に気づき、頼れる相談先や専門機関へとつながることが大切です。とはいえ、家族としては、ショックも大きいことでしょう。「もしかして、認知症？」と思ったときにぜひ読んでほしい、受診への一歩を後押しするコラムを集めました。

認知症は、早期の〝気づき〟が大切

Nobuya Kawabata
川畑信也《かわばたのぶや》
八千代病院 神経内科部長、愛知県認知症疾患医療センター センター長

認知症の完治は難しい。でも、進行を抑えることはできる

誰でも、認知症にはなりたくないと考えていると思います。しかし年齢が進むに従い、認知症になる危険性は増加していきます。

現在の医学では、発症した認知症を完全に治すことはできませんが、認知症の進行を緩やかにすることは可能です。

認知症が進行すると、徘徊《はいかい》や暴言、暴力行為など、家族や周囲の人々が困惑する「行動・心理症状」が、よりみられやすくなるといわれています。**認知症を早期の段階で発見し、症状の進行を抑える**ことが重要なのです。

では、認知症を早期の段階で発見する手がかりにはどのようなものがあるのでしょうか。

私は、1996年にもの忘れ外来を開設し、現在までに1万人以上の認知症患者さんを診療してきました。その経験から、認知症の早期の段階での〝気づき〟として、次のことをお話ししたいと思います。

早期発見の手がかりとなる〝4つの症状〟に注目しよう

ここでは、認知症の原因でもっとも多い「アルツハイマー型認知症」の早期の気づきについて考えていきます。

アルツハイマー型認知症は、「しまい忘れ」や「置き忘れ」「言われたことを忘れてしまう」「同じことを何回も言う」などの、「**もの忘れ症状**」で始まることが多いです。医学的には「**記憶障害**」と呼ばれるものです。

しかし、このしまい忘れや置き忘れは、認知症に限らず、加齢に伴って生じる、誰にでもみられるものでもあります。つまり、もの忘れ症状があるからといって、ただちにアルツハイマー型認知症の始まりだとは、必ずしもいえないのです。

そこで、ほかのサインにも注目します。アルツハイマー型認知症では、もの忘れ症状以外に「**易怒性《いど》（怒りっぽい）**」や「**時間の把握の混乱**」「**自発性の低下・意欲の減退**」も、早期の段階からしばしばみられます。

易怒性は「**些細なことですぐ怒り出す**」「**注意をすると大声を出して反論する**」などの症状で、初診のアルツハイマー型認知症患者さんの約半数にみられます。以前に比べて易怒性が目立ってきたときには、アルツハイマー型認知症の可能性を考えるべきです。

「今日は何日？　何曜日？」と、**日時や曜日を何回も尋ねてくる**、あるいは**約束した日時を間違える**ことが増えてきたときには、時間の把握が混乱し始めているサインです。

そして、「**自宅で何もしない**」「以前は社交的で活発だったのに**人との付き合いを嫌がるようになった**」「**口数が少なくなってきた**」といった症状がみられたら、自発性の低下や意欲の減退が生じてきているのではないかと考えるべきです。

このように、アルツハイマー型認知症の始まりは「もの忘れ（記憶障害）」と「易怒性」「時間の把握の混乱」「自発性の低下・意欲の減退」のいずれか、あるいはいくつかがみられ始めてきたときと考えてよいでしょう。

家族や周囲の人々は、この４つの症状に注目してみると、アルツハイマー型認知症の始まりなのではないか、との疑いを持つことができると思います。

今までできていたことができなくなってきたら、要注意

４つの症状に加え、**日常生活における行動の変化**にも注意してみましょう。

●日々の生活で、同じことを何度も聞くなど、確認する言動が多くなってきた
●薬ののみ忘れが多くなってきた
●趣味や習い事を急にしなくなった
●終日座ってテレビを見ているか、居眠りをしていることが多くなってきた
●外出したがらない
●長年通院した医療機関に通わなくなった

●小額の買い物に紙幣を使うことが多くなってきた（財布に小銭がたまっている）
●自動車の運転で自損事故が増えてきた

このように、**今まで自分ひとりでできていたこと、行っていたことができなくなってきた**ときは要注意です。アルツハイマー型認知症の特徴をひと言で表すならば、「**今までできていたことができなくなってくる病気**」と表現することができます。

料理を例にあげると、今までは自分で買い物に行って必要な食材を仕入れ、目的の料理をつくることができていたのが、アルツハイマー型認知症に進展すると、買い物で必要な食材を買い忘れたり、同じものを買ってきたり、冷蔵庫内に賞味期限の切れた食材が多数残るようになったりします。味付けが濃くなったり、極端に薄くなったりすることもしばしば。自分でおかずをつくることが億劫《おっくう》になるので、惣菜を買ってくる頻度も増えます。

もの忘れが目立ってきたら、一度受診を検討しよう

アルツハイマー型認知症を疑うときは、前述した特徴的な4つの症状、ならびに、日常生活での行動の変化に注目を向けることが重要ですが、さらに次のことを強調したいと思います。

それは、**早期の段階の認知症と、加齢に伴うもの忘れ**（年齢が進んだ結果としてのもの忘れであり、認知症に進展しない状態）**との区別は、とても難しい**ということです。

認知症は、ある日突然発症するわけではあ

りません。もの忘れ症状は40代後半から出現し始め、年齢が進むに従って状態は進行、悪化してきます。その延長線上で、徐々にアルツハイマー型認知症は発症してくるのです。

高齢の方にもの忘れ症状がみられたとき、家族は「年齢のせいだから」「年をとれば誰でももの忘れはする。まだ年相応」と安易に考えがちですが、その〝年齢のせいだから〟と言われている人々のなかに、アルツハイマー型認知症をはじめとする認知症に進展している人が、少なからずみられるのです。年齢のせいにしないで、「**やはり一度は専門家に診てもらおう**」という意識を持つことが、認知症の早期発見につながります。

また、アルツハイマー型認知症をはじめとする認知症では、本人は、**自分が認知症に進展しているとの認識**（医学的には「病識《びょうしき》」といいます）**に欠けている**ことが多いものです。自分は病気だと思っていないので、本人が医療機関を自発的に受診することは皆無です。逆に言うと、ご自身がもの忘れを心配し、自ら医療機関を受診してくる場合には、認知症に進展していないことがほとんどです。

だからこそ、家族や周囲の人々が「最近もの忘れが目立つけど、認知症かな？」「病院で一度しっかり検査を受けたほうがいいかも」との思いを抱くことがカギになるのです。

認知症の早期発見には、**家族や周囲の人々の気づき**が求められます。本人のもの忘れなどの症状を年齢のせいと決めつけず、医療機関への相談・受診につなげられるよう、ぜひ日ごろから注意を心がけてください。

認知症の早期発見における画像診断の大切さ

Tomomichi Iiduka
飯塚《いいづか》友道《ともみち》
複十字病院 認知症疾患医療センター センター長

70歳を過ぎれば、誰もが認知症予備軍の時代に

２０２５年には７３０万人に達するといわれている認知症ですが、コロナ禍を経て、認知症はますます増えており、その予測を超える可能性が高くなってきました。

ちなみに、この予測のもととなった九州大学の久山町《ひさやままち》研究では、65歳以上の55％が、一生涯のうちに認知症に罹《り》患するという予測を出しています。実に２人に１人以上です。

ということは、高齢になれば誰でも認知症になる可能性があるといえます。70歳を過ぎたら、誰もが認知症予備軍だと考えて、予防に徹する必要があるでしょう。

認知症の進行を防ぐには、早期診断が欠かせない

「認知症は予防できるのですか？」と聞かれることがあります。ほとんどの認知症は予防ができます。なぜなら、**高齢者の認知症のほとんどは生活習慣病**だからです。

コロナ禍で認知症が増えた理由について、私は「ステイホーム」したからだと考えています。実際に、それまで5～6年間、認知症があまり進行しなかったある患者さんが、2か月間ステイホームしたために失禁をするようになり、介護が必要になってしまいました。これは非常に残念なことです。

コロナ禍でわかったのは、**家に閉じこもると、たとえ家で仕事をしていても脳の働きは低下し、やがて脳が萎縮《いしゅく》する**ということです。

では、それを防ぐにはどうしたらいいでしょうか？　まずは、**早期発見**をすることです。認知症の早期発見がとても重要なのは、早期であれば、進行を予防できるからです。

残念ながら、初めてもの忘れ外来に来られた患者さんが、すでにおむつをしているということがときどきあります。そういった患者さんのご家族にお話を伺うと、「85歳の母親は5年くらい前からもの忘れがあったけど、穏やかだったし、トイレもお風呂も入れたのでそのままにしておいたら、先月から失禁するようになった」というのです。

もの忘れが始まったという、その5年前に外来に来ていただければ、今もご自身で生活ができたはずです。少なくとも、介護は必要

にならなかったと思います。

こういった患者さんの脳の画像を見てみると、すでに脳が萎縮して、小さくなってしまっていることが多いのです。脳には大脳皮質《だいのうひしつ》といって、大脳の表面に神経細胞が集まっている部分がありますが、脳が萎縮するということは、そこにあるはずの神経細胞が死んで、隙間ができてしまったことを意味します。

できれば、神経細胞が生き残っているうちになんとか活性化させて、脳が小さくならないようにする。そのための、画像診断による認知症の早期発見が必要なのです。

画像診断❶形態画像 CTやMRIで病変の有無を調べる

では、画像でどうやって認知症を診断するのでしょうか？

通常、もの忘れ外来を受診された方には、日常生活の様子や、できなくなったこと、まだできること、何時に寝て何時に起きるか、昼間は何をしているか、散歩などの運動をしているか、趣味活動はどうか、いろいろな人と話をする機会はあるかなど、生活状況を詳しく伺います。

そのうえで、長谷川式認知症スケール＊1といった簡単な検査で、記憶、見当識《けんとうしき》＊2や計算などの認知機能を調べます。「どの程度忘れっぽいのか」「日づけや曜日は正確に言えるか」といった具合です。

その後、脳の画像診断を行います。脳の画像診断には2種類あります。

1つは、頭部CTや頭部MRIといった、脳の形や、脳梗塞や脳腫瘍などの病変がないかどうかを調べる検査です（↓P76画像）。

＊1　長谷川式認知症スケール（HDS-R）：認知機能の状態を評価するもの。30点中20点以下で「認知症の疑いがある」と評価される。
＊2　見当識：今の時間や、今いる場所、相手が誰であるかなどの状況を把握する能力。

これらの検査は、主に脳の〝形態《けいたい》〟を調べるので、「**形態画像**」と呼ばれています。

頭部のMRI画像の例

海馬の萎縮なし　　海馬の萎縮あり

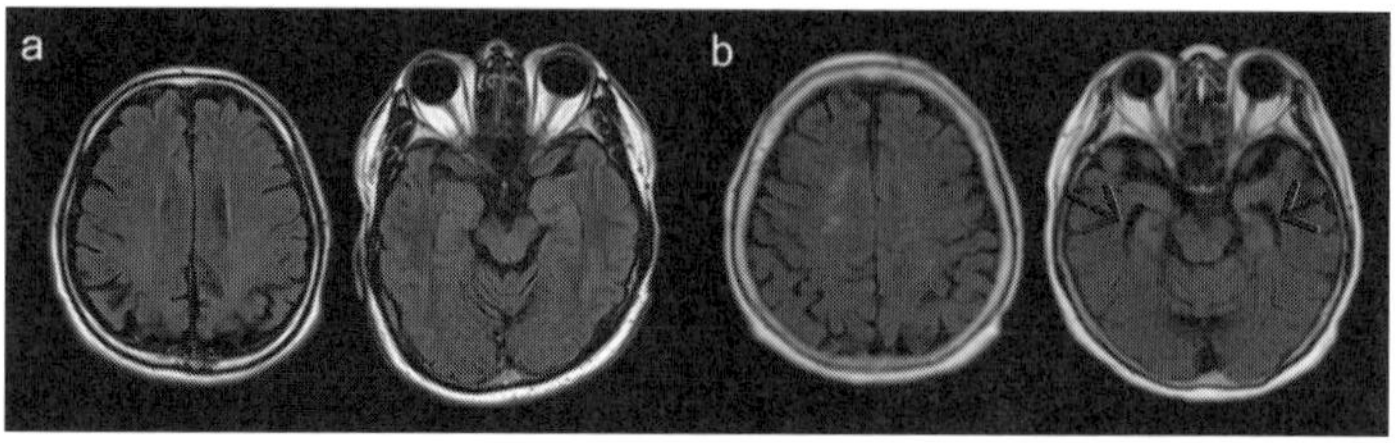

画像提供：複十字病院

２名の患者の画像。ａの患者には海馬の萎縮がなく、ｂの患者には軽度の海馬の萎縮（矢印がさしている部分）がみられる。

とくに「**アルツハイマー病**」という病気は、認知症の原因の約6割を占めるといわれており、側頭葉の内側にある**海馬**《かいば》という記憶を担う部位から萎縮することが多いのです。画像診断をすると、**認知症の手前の段階でも、この海馬の軽い萎縮が見つかります**。

そして画像診断の結果、小さな脳梗塞（「隠れ脳梗塞」と呼んでいます）が大量に見つかることもあります。その一つひとつは1～3㎜と小さいため、これといった症状は出ませんが、何十年もかけて何千個も集まると、認知症の症状を引き起こします。これを「**血管性認知症**」と呼んでいます。

血管性認知症は、認知症全体の約2割を占めます。ただし、この血管性認知症はアルツハイマー病と合併しやすいのです。理由は、両方とも**糖尿病**などがあると2倍くらいに増えやすくなるという、共通のリスクファクターを持っているからです。つまり、アルツハイマー病は実質的には認知症の8割くらい、ほとんど大半に関与しているといえます。

画像診断❷機能画像

血流を画像化。脳の働きを調べる

さて、この形態画像で脳萎縮や脳梗塞などの異常がなかったら大丈夫なのでしょうか？ 忘れっぽくても、脳に問題がないと言えるのでしょうか。

実は、もの忘れが始まったばかりのころは、形態画像では異常が見つからないこともめずらしくありません。そこで、2つ目の画像診断として、「**脳血流シンチグラフィー**」という検査があります（→下画像）。これは「**脳血流SPECT**《スペクト》」ともいい、脳の血流を画像化して、**脳のどの部位で血流が減少しているかを調べる**ことができます。

脳血流シンチグラフィーの例

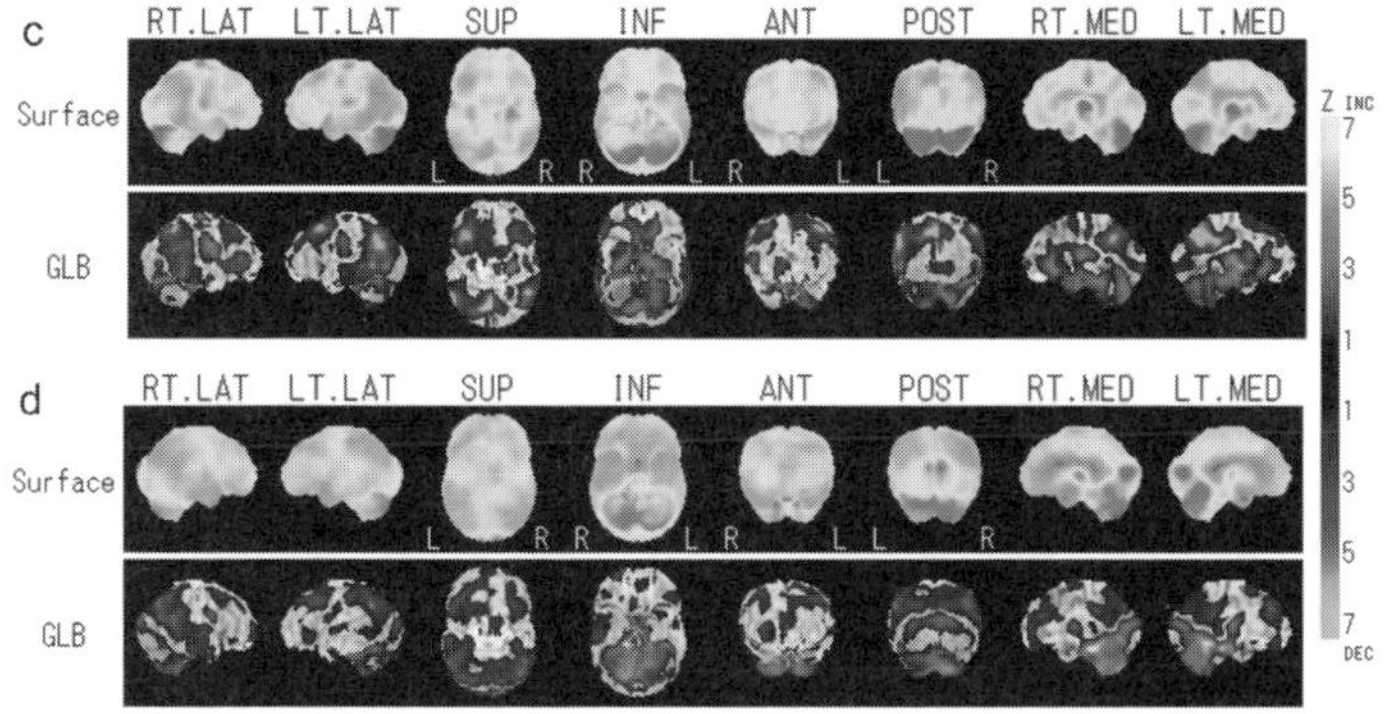

画像提供：複十字病院

cは76ページの画像aと、dは76ページの画像bと同じ患者。元の画像はカラー。それぞれ上段の画像は脳機能が低下している部位を、下段は血流が減少している部位を、色を分けて強調している。

脳の血流は、神経細胞が働くのに必要なエネルギー源である糖分を運んできます。そのため、脳が糖分をとってしっかり働いているかどうかが、血流を見るだけでわかるのです。脳の血流＝《イコール》脳の働きといってもいいでしょう。

この検査は、脳の〝機能〟を見るので「**機能画像**」と呼びます。

脳の形態にまったく異常がなくても、血流が減少して、機能低下を起こしていることが判明することはよくあります。脳血流シンチグラフィーでは、**症状が出る2年前には血流が減り始めている部位を検出する**ことができます。それほど感度の高い検査なのです。

ですから、頭部CTか頭部MRIのような形態画像だけを行って「異常ありません」と言われても、本当に異常がないとは言い切れません。機能画像を実施して初めて「異常なし」と言えるのです。

逆に、脳萎縮がなくて軽度の血流減少がみられた場合は、早期から進行を予防していき、必要に応じて薬を使う場合があります。

ただし、これほど早期に診断できた場合は、脳にはまだ余力があります。**散歩などの運動や趣味活動を積極的に行う**ことで、認知症の進行を防いでいくことができます。

ちなみに、脳を活性化する**認知症治療薬**は活発な生活をしているときに効果を発揮します。しかし、自宅に閉じこもり、朝から一日中テレビを観ていたり、ウトウトしていたりする状況では、ほとんど効果がありません。**活発に、よい生活をしている人にのみ、よい効果が現れる**薬剤なのです。

そのため、効く人と効かない人の差が大き

いといえます。かぜ薬や血圧の薬のように、誰にでも効くわけではありません。

それから、認知症が進行した人にもあまり効果はありません。その意味でも、早期診断はきわめて重要なのです。

ここまでお話ししたことのポイントをまとめると、次のようになります。

- 70歳以上は誰もが認知症予備軍
- ステイホームで認知症は増える
- 早期であれば、認知症の進行予防は可能
- 予防のためには、早期発見は重要
- 画像診断は〝超〟早期発見が可能
- 画像診断は主に「形態画像」と「機能画像」がある
- 「形態画像」に異常がなくても、「機能画像」で異常が見つかることも多い

画像診断のクオリティを上げるプログラムの開発も進んでいる

最後に、私たちは**AIによる画像診断のプログラム**も開発しました。とくに、機能画像である脳血流シンチグラフィーの微妙な所見を見抜くには、スキルがいるのです。それをサポートするAIです。

また、脳の画像診断だけでなく**顔の表情からAIを用いて診断する研究**も行っています。それも実用化されれば、認知症のスクリーニングにおいて、とくに運転免許更新の際に有用なのではないかと考えています。

Ayumi Okumura

認知症を知り、〝心が晴れる〟対応を

奥村《おくむら》歩《あゆみ》
おくむらメモリークリニック 理事長

認知症は高齢社会が背負う宿命。誰でもなる可能性がある

みなさん、長谷川和夫《かずお》先生をご存じでしょうか。

長谷川先生は、世界の認知症医療・ケアの第一人者です。認知機能を評価する「長谷川式認知症スケール（ＨＤＳ－Ｒ）」*1の開発者としても有名でした。

その先生が、２０２１年末、お亡くなりになりました。

先生は２０１７年に、自らが認知症になったことを公表されました。周囲に「認知症になったことを公表することに迷いはなかったのか？」と、問われると、ためらわず、こうおっしゃいました。

＊1　長谷川式認知症スケール（HDS-R）：認知機能の状態を評価するもの。30点中20点以下で「認知症の疑いがある」と評価される。

「ない！　それが僕の最期の務めだろう。認知症の専門医だって認知症になるのだから。隠す必要は何もないんだよ」

先生は、誰が認知症になってもおかしくないことを、身をもって示されたのです。

認知症は、高齢社会の宿命です。しかし認知症は、長谷川先生の教えに沿い、**正しく理解し、ケアすれば、怖いものではありません。**

家族への思いやその人らしさはなくならない

コロナ禍の「新しいライフスタイル」は、認知症の方とその家族に、過酷な試練を課してきました。

たとえば、認知症の方が施設などに入っている場合、感染予防のため大切な人との〝ひと時〟さえ、ともに過ごすことは困難でした。

この状況は、認知症の症状を悪化させ、ご本人と家族を苦しめました。私自身も、施設に入居中の母に面会することができず、寂しくつらく、心配な日々でした。

しかし私は今、このような状況下においても、人の絆は変わらないことをより深く感じています。認知症の方との「**つながり方**」は、認知症を理解し、家族が豊かに暮らすのに重要な術《すべ》です。本人が施設に入っていても、自宅で家族といっしょに暮らしていても、周囲がとるべき基本的な姿勢は同じです。

ある家族の物語を紹介します。

◆認知症と診断された73歳・Mさんとその家族の例

73歳のMさんは、2年前から「もの忘れ」が目立つようになりました。昨日の出来事もさきほど話したことも、すっかり忘れてしまいます。病院では認知症と診断されました。

Mさんは、親子3世代で暮らしています。家族に「もの忘れ」を指摘されると、「俺をボケ扱いするな！」と、火がついたように怒り出します。

温厚だったMさんのキレ方に、家族は「**認知症が、人をすっかり変えてしまった**」と思いこみ、腫れものに触るかのように、Mさんによそよそしく対応するようになりました。

そしてMさんは、一日中、テレビの前でぼんやりと過ごすようになってしまったのです。

そんなある日の夜のことです。Mさんのお孫さんが、ひどい腹痛に苦しみ出しました。子どものただならない痛がりように、両親は戸惑いながら、慌てふためいていました。

そのとき、異様な気配を感じたMさんが、寝室から現れました。そして、

「この痛がり方は、お前（Mさんの息子・40歳）が小学生のころ、盲腸《もうちょう》（急性虫垂《ちゅうすい》炎）を切ったときと似ているな。すぐに病院に連れていかないと」

と言ったのです。

Mさんのアドバイスに従って緊急入院したお孫さんは、無事に治療を受けることができ、事なきを得ました。

後日、Mさんは「お前が盲腸になったときは、母さん（妻）といっしょに心配してなあ。病室で泊まったよ」と息子さんに話したのだそうです。

急性虫垂炎になった息子さん本人ですら忘れてしまっている昔のことを、認知症のMさんが鮮明に覚えていた事実に、家族はとても

驚きました。

そして気がついたのです。「Mさんは認知症になっても、家族を思いやる気持ち、そして〝Mさんらしさ〟は決して変わっていない」ということを。Mさんの中には、自分たち家族との絆が、深海に沈んだ宝箱のように潜んでいたのです。

その後、家族は〝Mさんとの絆〟を大切にするよう、接し方を変えました。古いアルバムを見ながら、思い出話をし、笑ったり、感謝をしたり……。

すると、Mさんは再び、温厚で元気な姿を取り戻していったのです。

長谷川先生が、その晩年、次のようにおっしゃっていました。

「みんなと同じように、悲しいときは悲しいし、うれしいときはうれしいんだ。認知症になったからといって、何もかもわからなくなるわけじゃないんだ。僕が言うんだから、これは確かだよ」

BPSD《ビーピーエスディー》は、認知症の方のSOSのサイン

認知症では次のような、脳の働きが低下する「中核症状《ちゅうかく》」が現れます。

①近時《きんじ》記憶（身近の出来事を、脳のメモ帳に記録する機能）の低下
②視空間認知（対象の形や自分との位置関係を認識する脳機能）の障害
③遂行実行機能（頭に思い描いた動作を段階ごとに実行する脳の働き）の低下

④失語《しつご》症（人の言葉が理解できない。自分の気持ちを伝えられない）

そして、二次的に現れる症状が「**BPSD**」です。

BPSDとは、認知症の方が、前述の①〜④などの中核症状によって生活が不自由になり、ストレスを感じることによって現れる**行動・心理の症状**のことです。

BPSDは、認知症の方が周囲との関係性の変化、すなわち**「つながりの希薄さ」を感じて発するSOSのサイン**であるともいえるでしょう。

たとえば、前述のMさんのように「もともと温和だった人が怒りっぽくなる」のも、BPSDのひとつです。

認知症が始まった方に対して、家族はどうしても「現状をわかってほしい」と思います。そのため、本人の「間違え」をストレートに訂正したり、「事実」を論理的に指摘したりしがちです。

しかし、本人は**自覚がない、身に覚えがない**から、かえって混乱し、**自尊心が傷つけられます**。そのため怒りを覚えてしまいます。

逆に、外出（井戸端会議・ゲートボールなど仲間との触れ合い）や日課（朝ドラを観るなど）をこなさなくなり、「元気だった方が、意欲が低下し無気力になる」のもBPSDです。近時記憶の低下や失語症のため、周囲の人と話が噛み合わず、心の交流が不自由になって、元気がなくなるのです。

BPSDこそ、認知症の方と家族をもっと

も苦しめます。認知症という病気とそのケアにおいて、これが最大の関門となります。

本人との〝絆〟を大切にしよう

認知症ケアの王道は、失われつつあった**周囲の人と本人との「つながり」を取り戻し、BPSDを緩和させる**ことです。

認知症の方の記憶は、たまねぎのようなもの。外側の皮（近時記憶）が落ちても、芯は大丈夫なことが多いのです。その人らしさを形づくる芯の部分は、永《なが》く残ります。

たとえば、子育てをした時代や、自身が働き盛りだった、輝いた時代の記憶は、生き生きと残っています。

家族や周囲の人は、本人がついさっきのことを忘れてしまうことを嘆くのではなく、**今でも覚えていることに焦点を当てて接して**ください。そして、これまでつないできた絆を大切にしてください。そうすれば、本人のみならず、家族の心も晴れることでしょう。新型コロナも認知症も、私たちの絆を断つことはできないのですから。

とはいえ、無理は禁物です。認知症の方のケアにおいて、家族が心に余裕を持つことがもっとも大切なのです。

家族の健康・心理状態は、ストレートにケアへ影響します。家族だけで抱えこまず、**早い段階から介護保険サービスなどを有効利用する**ことが最善です。

認知症の方のケアは大変なこともありますが、よく生き抜くために、話を聞いてくれて心を許せる、まわりの人の輪を広げましょう。

Katsuaki Yoshida

〝安心感〟を伝える、認知症の患者さんへの接し方

吉田《よしだ》勝明《かつあき》
横浜鶴見リハビリテーション病院 院長

接し方の心構えは、〝相手の尊厳を守る〟こと

先日、外来診察のときにこんな話をお聞きしました。

「先生、うちの母はボケてしまっていて、昨日何を食べたのか、どこへ行ったのかも覚えていません。先日はいい温泉に連れていき、うまい寿司を食べさせたのに、まったく覚えていないんですよ！　これならば、高いお金をかけて、いろいろなところへ連れていってあげても無駄ですよね……」

その方に対し、私はこのように答えました。

「そのとおり、お母さまは〝昨日どこへ行ったのか？〟〝何を食べたのか？〟は覚えていないかもしれません。でも、**その行為は決し**

て無駄ではありませんよ。というのは、個々の出来事は覚えていないかもしれませんが、昨日楽しかったのか、うれしかったのか、悔しかったのか、つらかったのか、そして悲しかったのかは、本人の中に必ず残っています。**具体的な記憶は忘れていたとしても、感情の部分は忘れてはいない**のです」

私は、認知症の方を介護するうえで、大切な心構えは〝**相手の尊厳を守る**〟ことだと思っています。認知症の方に対して「怒り」「叱責」「否定」「強制」ばかりでは、うまくいきません。

実際の介護現場では、忍耐が必要なシーンが少なくありません。だからこそ、介護する側が、ゆとりを持って接するよう心がけたいものです。

しかし、多くの介護者が、知らないうちにがんばりすぎて、余裕がなくなっていると感じます。介護は、**絶対にひとりで抱えこまない**でください。

認知症の介護は、個人や家庭だけでみるのではなく、「**地域でみる**」という考え方で取り組んでほしいと思います。認知症になることは、決して恥ずかしいことではありません。むしろ、長生きできた証拠だと思ってもいいくらいです。

たとえば、認知症の症状のひとつに「**徘**《はい》**徊**《かい》」があります。外出して、帰り道がわからなくなってしまうのです。

このようなときは、家族のみで捜し出すことは困難です。ですから隠さず、親族や近所の方々、ときには近くの交番の警察官など、

周囲の人に本人が認知症であることを伝えておいて、適宜、協力を求めるといいかもしれません。

24時間365日の介護となると、介護する側は、どうしてもいっぱいいっぱいになります。**ショートステイ**など介護サービスの利用や、病院の**通所リハビリテーション**を頼るのもひとつの手です。認知症の方にとっても、いろいろな人と話をしたり、ゲームをしたり、配慮したり、してもらったり。そういう社会とのつながりが大切なのです。

認知症の症状の根底にある、本人の〝寂しさ〟を理解しよう

どんなに献身的に介護をしていても、認知症の症状で「お金を盗《と》られた」「ごはんを食べさせてくれない」「浮気をしている」など、事実とは異なることを本人から言われ、心が折れそうになることも少なくないでしょう。

これも認知症の症状のひとつで、ありもしないこと、とくに被害的な訴えが多く、「**被害妄想**《もうそう》」といわれます。認知症の介護の悩みで、いちばん多く認められるといっても過言ではありません。

そのほか、「暴言」や「暴力」といった症状が現れることもありますが、そのベースには、「**相手に理解してもらえない**」という、患者の寂しさがあるのです。

いずれも介護者からすると、とても困る症状ではありますが、認知症である本人の言葉に耳を傾け、理解し、気持ちに寄り添う必要があります。

実情を知らない周囲の人ほど介護の苦労を理解し、協力を

このような状況下で、まわりの家族や親族が無理解・非協力的であれば、認知症の方本人にとっても、主に介護を担う人にとっても、これほどつらいことはありません。

私が認知症の方を診察する際、ある程度診断が確定した段階で、本人のみならず、家族や親戚の方に集まってもらって説明をすることがあります。

このとき、主に介護している人を聞くと、「長男の嫁」をはじめ、女性の場合が多いです。そして説明を受ける家族は、その介護者をいちばん前に来させて、私の話をよく聞かせようとしがちです。

そういうとき私は、

「あなたは、いちばんうしろで結構です。普段ご本人と会わない人ほど、前のほうに来てください」

と言います。

実際に介護している方は、誰よりも苦労して、理解しています。実情を知らない周囲の人ほど、しっかりと介護の苦労を理解し、協力してもらいたいのです。

周囲の人には、介護している人を癒《いや》す役割があります。「（夫が妻に）家のことは任せるよ」「（親族が介護者に）しっかりやっているの？」ではなく、「いつもありがとう」「たまにはうちに預けてね」と、**感謝とねぎらい**に徹してほしいと思います。

3分間はしっかりと傾聴。笑顔で接して安心感を伝えよう

認知症の方の発言を「そんなわけないだろう」「さっき○○したでしょう」などとすぐに否定してしまうと、言い合いになり、泥沼化していきます。接し方次第では、10分で終わることが、言い合いになって30分経っても終わらない、となってしまいます。

「**3分間はがまんして話を聞く**」と決め、そのあと一度、深呼吸。そして相手が落ち着いてきたタイミングで、話題を変えてみるといいでしょう。

認知症の方とやり取りをするときは、このような〝**間**〟が必要で、こういうときこそ、**笑顔で接する**ことが大切です。安心感が伝われば、相手にもきっと笑顔が戻ってきます。

認知症に対して劇的に効果がある治療薬は、未だ開発されておりません。だからこそ、日常生活における接し方が重要になります。

以前、アルツハイマー病の患者さんが、このように言ったそうです。

「〝がん〟ならばよかった……。だって恥ずかしくないし、みんなが優しくしてくれるもの……」

どうしてがんのほうがいいのでしょう。認知症をみんなが理解して、決して恥ずべきことではないという認識が広がり、みんなで支え合える、素敵な社会が構築されることを願ってやみません。

認知症を前向きに受けとめる〝認知症ポジティブ〟のすすめ

Haruyasu Yamaguchi
山口晴保《やまぐちはるやす》
群馬大学 名誉教授

認知症に対するイメージをポジティブなものに変えていこう

認知症に対して、多くの人が「絶対に認知症になりたくない」「認知症になったら他人に知られたくない」と、まだまだネガティブに捉えています。

しかし、日本人は95歳以上まで長生きすると、その8割が認知症になります。いわば、認知症は〝長寿の勲章《くんしょう》〟です。戦争や、重篤な病気などで命を落とさなかった運のいい人が、長生きして認知症になれるのです。

このように、筆者は認知症に対するイメージをポジティブなものに変える「**認知症ポジティブ**」を提唱しています。認知症になった人の99%は、65歳以上の高齢者です。もし認知症になったら、「長生きできてよかった」とポジティブに捉え、周囲の人に「私は認知症になっちゃったから支えてね。お願い」と、気軽に言える時代になってほしいのです。

筆者はもの忘れ外来の医師です。「残念ながら、あなたは認知症が始まっています」と告知する最前線にいます。告知すると、「それなら死にたい」と訴える方が多くいますが、そのような方に安心して帰っていただけるような診療を心がけています。

たとえば、本人にお伝えするときには、

「あなたは本日認知症と診断されたので、今日から堂々ともの忘れできます。**忘れるのは病気のせいで、あなたが悪いのではありません**。忘れていいのです」

と伝えます。隣にいる家族には、

「大切なことは、あなたが覚えておいてください。そうすれば、本人は安心して忘れられます。それと、**忘れてしまうことを責めない**でくださいね。たとえば、脳卒中になったら手足が動かなくなります。それと同じように、認知症になったら記憶が悪くなる。本人は忘れたくないけれど、病気のせいで覚えられない。ですから、決して責めないでください。責めるとお互いにつらくなります」

というように伝えます。そして本人に、

「これで安心ですね。忘れても責めないようにご家族に伝えましたから」

と言って、いち段落です。

このように、ポジティブな伝え方を意識すると、本人もご家族も、認知症という病気を少し前向きに受けとめやすくなります。

〝認知症になってもできること〟に着目を

明治時代、認知症は「狂（きちがい）」とされ、認知症の人が癲狂院《てんきょういん》（精神科病院）の中で鎖につながれたり、自宅の座敷牢に閉じこめられたりしていた時代がありました。

それから100年、認知症の人をひとりの人間としてケアしようと、精神科医の室伏君士《むろふしくんし》が「**理にかなったケア**」を提唱しました。1980年代のことです。

さらに、2000年ごろに**パーソン・センタード・ケア**（「その人らしさ」を大切にするケア）がイギリスから輸入されて全国に普及し、認知症になっても尊厳が守られる時代になりました。

そして冒頭でも述べたように、筆者は「**認知症ポジティブ**」を提唱し、認知症の方のケアにおいて〝ポジティブケア〟をおすすめしています。

出来事には、「陰」と「陽」の二面性があります。人間はつい陰（ネガティブ）のほうに目がいきがちですが、**陽（ポジティブ）に目を向ける**と、世界が変わります。認知症のケアにおいても、同じことがいえるのです。

例をあげてみましょう。アルツハイマー型認知症の人が、同じことをこちらに何度も質問してくるとします。5分後にも、その5分後にも。介護者は徐々にイライラして、つい「なんで同じことを何度も聞くの」と言ってしまいます。

ネガティブな面に着目すると、これは「記憶障害」が主要因です。でも、よいケア（毎回質問に丁寧に答えるなど）を行っても、この状況は改善しません。

　ところが、視点を変えると、いろいろな対応法が浮かび上がります。たとえば、

- いっしょに掃除や調理を始める（役割）
- いっしょにお茶を飲んで、楽しい昔話をする（気分転換）
- いっしょに散歩に出かける（不安の軽減・日課・気分転換）
- 別の興味を引くものに切り替える

など、記憶障害そのものへの対応（ネガティブケア）ではなく、**認知症になってもできること（残存能力）に着目した、ポジティブケア**が有効でしょう。

　医学は基本的に、障害や欠点に着目して、それをなくそうとします。これが〝治療〟です。いっぽう、ポジティブケアは**障害や欠点には目をつぶり、その人の長所や残存能力に着目**します。そして、それを引き出します。

　リハビリテーション専門医でもある筆者は、以前から**脳活性化リハビリテーション5原則**を提唱しています。


【脳活性化リハビリテーション5原則】

原則①楽しく実施（快刺激）
原則②笑顔で楽しい会話（双方向コミュニケーション）
原則③できる役割を担ってもらう（役割）
原則④できたことを褒める・感謝する（褒め合い）
原則⑤失敗しないようにさりげなく支援する（エラーレスサポート）

認知症の人の能力を引き出すには、この5つが大切なのです。

「介護がつらい」と感じるときは視点を変えてみる

認知症のケアでは、大変なことがたくさんあります。それを否定はしません。でも、つらいことばかりに目を向けて「つらい、つらい」と口に出していると、本当につらい人生になってしまいます。

視点を変え、ポジティブなことを見つけ出す。「こんなにがんばっている私はえらい！」「よい人生経験になるだろう」など**ポジティブなことを口に出す**と、少し幸せになります。

筆者らは、夜寝る前にその日にあった3つのよいことを、自分を褒めるように日記に書く「**ポジティブ日記**」を開発しました[1]。介護で疲れている人、うつになりそうな人は、ぜひポジティブ日記を付けて、幸せな人生に転換してください。

一度しかない人生です。長生きして認知症になっても、ポジティブに受けとめる。認知症の人のケアを担当することになっても、ポジティブなことに視点を向ける。そして、認知症があってもなくても、誰もがポジティブに生きてほしいと願います。それでも、まだ私はネガティブだという人は、ぜひ拙著『認知症ポジティブ！』（協同医書出版社）を参考に、そのヒントを見つけてみてください。

参考文献

1）藤生大我研究室『ポジティブ日記』
https://taigafuju.wixsite.com/positive-lab/positivediary

認知症の患者さんと家族へのサポートと地域連携

Kisaragi Suzuki

鈴木如月《すずききさらぎ》
蓮田よつば病院 副院長

認知症介護は、家族へのサポートが必要不可欠

認知症になる方が増加するのに伴い、介護者となる家族も増加しています。認知症は症状の経過などを見通すことが難しい場合も多く、ご家族の負担は大きなものとなります。

そのため、家族へのさまざまなサポートが不可欠です。早期から支援を受けることができれば、家族の介護負担を軽減できます。家族が元気で過ごせることは、患者さん本人のよい暮らしにもつながります。

家族へのサポートは、いろいろなところから得られます。たとえば、かかりつけの医療機関や、そこから紹介されるほかの医療機関

から受けられるかもしれません。なかには**訪問診療**を行っている医療機関もありますし、家庭によっては**訪問看護・訪問リハビリ**などの医療サービスが有益な場合もあります。**地域包括支援センター**でも相談に乗ってもらえます。また、**訪問介護（ホームヘルプ）**や**デイサービス**など、さまざまな介護サービスも家族の力になるでしょう。

そのほか、「**認知症カフェ**」など、当事者同士が話し合える場も、仲間をつくって交流したり、さまざまな知識を得たりする場として全国各地で行われています。

筆者の勤務先（以下、当院）では、診察時以外にも、ご家族からの希望や必要性に応じて、看護師や精神保健福祉士が相談に応じたり、助言を行ったりしています。本コラムでは、その例をいくつかご紹介します。

本人も家族も気分よく過ごせることをめざしたAさん一家

認知症になり、当院への通院を開始したAさんは、ご家族から**もの忘れ**を指摘され続け、気持ちが沈んでいる様子でした。ご家族はAさんのもの忘れが進むことを心配し、診察時にも「どの程度忘れるかを毎回チェックして自覚させてほしい」と希望されました。

筆者からは「**Aさんのできることに目を向けて、お互い機嫌よく過ごしてほしい**。それがよい経過にもつながる」とお伝えし、診察後には看護師からご家族に、

「忘れるのを改善しようとすると、家族にも本人にも負担がかかってつらくなってしまい

ます。**忘れてしまうということは受け入れ、Aさんひとりでは難しいことは、みなさんといっしょにする**などしていきましょう」と、アドバイスしました。

ご家族はそのことをよく理解され、その後は買い物や散歩などによくAさんと連れだって出かけ、料理もいっしょにするようになったとのことです。Aさんもご家族も笑顔が増え、今も穏やかに過ごしておられます。

地域連携により、利用しやすい医療機関につながったBさん一家

サポートする側となる専門職は、連携し合って患者さんやそのご家族に対応します。地域の連携を通じて、当院での治療に結び付いた例をご紹介します。

Bさんは、会社員として在職中に認知症を発症しました。65歳未満で発症した認知症は、「**若年性認知症**[*1]」と呼ばれます。

Bさんは勤務先の産業医から地元の医療機関に紹介され、治療を開始しました。その後、相談などがしやすい認知症専門の病院への通院をご家族が希望され、当院を紹介受診となりました。

ご家族が問い合わせた**若年性認知症サポートセンター**[*2]からも当院に情報提供があり、転院はスムーズでした。ご家族はBさんへの対応のしかたや、利用できる制度に関してなど多くの不安がおありとのことでしたので、初診の予約にあたり、当院の相談員がまず電話でゆっくりとお話を伺いました。

相談員が一つひとつ丁寧にお答えし、今後

＊1　若年性認知症：認知症は高齢者に限らず、若い人が発症することもある。職を失うなど経済的に困窮することが少なくなく、サポートする家族の負担も大きくなりやすい。
＊2　若年性認知症サポートセンター：若年性認知症に関する専門の相談窓口のひとつで、若年性認知症の人とその家族へのサポート活動を行うNPO法人。

も相談に応じるとお伝えしたうえでの初診となったため、ご家族はだいぶ落ち着いた様子でした。もちろん、ご家族が安定することで、Bさんご本人も安定されたと思います。

Bさんのように、制度の利用などで必要な手続きが種々ある場合や、病状の変化に対してご家族の不安が大きい場合などは、当院では**相談員や外来看護師が助言したり、ご家族の気持ちを受けとめたりする時間**を柔軟に設けています。地域の連携によって、ご本人・ご家族が利用しやすい医療機関につながったよい例といえます。

なんとか受診と介護サービス利用にたどりついたCさん・Dさんご夫婦

もう一例ご紹介します。「**認知症初期集中支援チーム**」の活動を通じて当院を受診した、Cさん・Dさんご夫婦です。

「認知症初期集中支援チーム」とは、各市町村に設置されたチームで、**保健師、作業療法士、社会福祉士などさまざまな専門職**が場合に応じて協働します。

この活動は「認知症になっても本人の意思が尊重され、できる限り住み慣れた地域のよい環境で暮らし続けることができる社会の実現をめざす」という、認知症施策の方向性に基づいて始まりました。認知症の方、あるいは認知症が疑われる方で、**医療サービスや介護サービスを受けていない方を適切なサービスにつなぐ支援**を行います。

Cさん・Dさんご夫婦はお二人で暮らして

おり、お二人とも認知症を発症していました。

ご親族の方がご本人たちの話のつじつまの合わなさや、ゴミがうまく出されずにたまっている様子に気づいていましたが、医療機関の受診を勧めてもご本人たちが応じず、そのまま月日が流れていました。


あるとき、困り果てたご親族から地域包括支援センターに連絡があり、居住地域の認知症初期集中支援チームが、Cさん・Dさんのご夫婦宅を訪問しました。

妻のDさんが難聴であったこともあり、主にチームに対応されたのは夫のCさんでした。Cさんは妻のDさんをご自分の実母であると思いこんでおり、訪問してきたチームに対しては「同居している母親（妻のDさん）の世話をする人たち」という認識でした。

ご夫婦宅は、清潔が保たれているとはいいがたい環境でした。Cさんは、生活のうえでは「困ることはない」と繰り返し、**介入されることに抵抗がある様子**でした。

チームが「お二人ともしばらく医療機関にかかっていないので、健康診断をしましょう」と勧めても、すぐには同意されませんでした。しかし、Cさんに〝**母親（妻Dさん）の受診の付き添い**〟としてお願いしたところ、しぶしぶ了解され、後日受診することを約束してくれました。

受診当日、チームが再びご夫婦宅を訪問した際は、やはり受診に抵抗されました。しかし前回の訪問時にお願いしたとおり、〝母親（妻Dさん）の付き添い〟として、なんとかお二人の受診が叶いました。

受診時の検査などにはとくに抵抗はなく、その後はお二人とも当院に通院しながらデイケアに通所され、最終的には施設入所へと至りました。

とはいえ、実際にはそこまでの道のりは長く、主にCさんが抵抗され、デイケア通所が軌道に乗るまで数か月を要しました。

そのあいだも、**チーム員が定期的にご夫婦宅を訪問して徐々に関わりを深め**、まずは抵抗が小さかった妻Dさんがデイケアに通うようになり、それにつられるようにして、夫Cさんも通所できるようになった次第です。

時間をかけて慣れていただくことは大切で、最初に患者さんと顔なじみになった専門職がうまく関わると治療の導入がスムーズになるのは、よく経験するところです。これも地域連携のひとつの形といえるでしょう。

これまでご紹介したように、認知症の治療には、**多くの職種によるネットワーク**があり、患者さんやそのご家族はそれぞれからサポートを得ることができます。どのようなサポートがあるかを知っておくことは、何かの折に役立つと思います。心に留めていただけましたら幸いです。

介護する方の過ごしやすさが、患者さんご本人の安らかな生活につながります。お困りの際には、どうぞ遠慮なく専門職にご相談ください。

総合病院における〝認知症サポートチーム〟の役割

Yukiko Nakamura/Akira Honma

中村由喜子《なかむらゆきこ》
認知症看護認定看護師

本間昭《ほんまあきら》
お多福もの忘れクリニック 院長

認知症ケアには、職種の垣根を越えた取り組みが必要

総合病院を訪れる患者さんのなかには、認知症を合併している方もいらっしゃいます。認知症のある患者さんと接するときには、患者さんの既往《きおう》歴や心身の状態に加え、**認知症という病気がもたらす影響をふまえたケア**を心がけることが大切です。

そこで活躍するのが〝**認知症サポートチーム**〟です。認知症サポートチームとは、認知症の専門医や、認知症看護認定看護師（認知症看護分野について半年以上の研修を終了した看護師）、老人看護専門看護師、社会福祉士、

精神保健福祉士、薬剤師、臨床心理士、作業療法士などで構成されるチームのことです。

主な活動内容は、認知症や軽度認知機能障害のある方が、慣れない入院環境のなかでも安心して治療を受けられるよう、主治医や病棟スタッフと連携・相談しながら、**入院生活や退院支援をサポート**することです。

今回は、総合病院における認知症サポートチームの役割について、認知症のAさんとそのご家族のケースを例に、お話しします。

覚えていられないことを理解し本人が安心できる環境を整える

Aさん（87歳・女性）は、息子さん（48歳）と二人で暮らしています。認知症高齢者の日常生活自立度はⅡ（日常生活に支障をきたすような症状・行動や意思疎通の困難さが多少みられても、誰かが注意していれば自立できる状態）で、要介護[*1]2の認定を受けています。

Aさんはこれまで、通所デイサービスを週3回利用していましたが、コロナ禍でデイサービスの利用を嫌がり、自宅で過ごすことが多くなっていました。

息子さんはというと、日中は会社に行くため、Aさんは昼間、誰とも会話をすることがない日々を過ごしていました。

そんななか、Aさんは自宅で転倒し、右大《みぎだい》腿骨頸部《たいこつけいぶ》を骨折。手術を受け、術後、リハビリ目的で地域包括病棟に転棟されてきました。

Aさんは在宅での生活を希望していたため、私たち認知症サポートチームは、**Aさんの自宅退院**に向けて取り組みを始めました。

Aさんの既往歴は、高血圧、狭心症、アル

＊1　要介護：生活を送るうえで、常時介護が必要な状態。要介護度は1～5まで5段階あり、要介護認定によって決定する。認定を受けるには、住んでいる自治体の窓口に申請が必要。

ツハイマー型認知症があり、降圧剤や抗凝固薬、睡眠薬を内服していました。転院時の認知機能の評価は長谷川式認知症スケール15点[*2]で、短期記憶（数分〜数日前の出来事の記憶）の障害や計算、記銘《きめい》力の低下が目立ちました。

そのほかの状態としては、食事では義歯を使用し、食事動作は自立していました。排泄はときどき失敗してしまうことがあるためおむつを使用していましたが、日中はトイレに誘導することで排泄ができていました。

睡眠の状況は、寝るときに睡眠薬を使用していました。しかし、夜間に目が覚めると息子さんの名前を呼び、ひとりで廊下を歩いている姿を見かけることもありました。

入院中のAさんは「家に帰りたい、息子が待っている」と話されており、なじみのない入院環境に戸惑いを感じている様子がありました。短期記憶の障害が目立つAさんにとって、**骨折したことや入院していることを覚えているのは非常に困難**で、**病院の生活に不安を抱いている**と感じました。

そこで、認知症サポートチームは、Aさんに関わる病棟スタッフやリハビリスタッフと話し合い、Aさんが安心して入院生活を過ごしながらリハビリに取り組めるよう、覚醒状態のよい午後の時間帯に、リハビリ、入浴、散歩などの活動を組みこみました。

退院後の生活を見据えた支援で介護を担う家族をフォローする

私たちは、Aさんの退院に向けて息子さんの意向を確認し、退院調整を行っていく必要があると考えました。そこで、**入院早期から**

＊2　長谷川式認知症スケール（HDS-R）：認知機能の状態を評価するもの。30点中20点以下で「認知症の疑いがある」と評価される。

息子さんとの面談を調整し、Aさんの日常の様子や、介護に対する息子さんの思いを確認しました。すると、

「母（Aさん）は半年くらい前からデイサービスを嫌がることが多くなり、自宅で過ごす機会が増えた」

「仕事から戻るとおむつが脱ぎ捨ててあったり、転んで腕や足に擦り傷や痣《あざ》ができたりしていた」

「夜中に名前を呼ばれることも頻回にあり、ついカッとなり怒鳴ってしまうこともあった」

と話してくださいました。また、

「母は常に自宅で過ごしたいと話しており、できる限り自分が面倒を見てあげたい」

とも話されていました。

これを受けて、退院に向けて認知症サポートチームと病棟看護師、主治医、退院支援看護師（地域連携課）、作業療法士、理学療法士、ケアマネジャー、通所デイケア職員など、多職種で情報を共有し、息子さんにAさんの入院生活の様子やリハビリの状況を見ていただき、**退院後の生活について不安に感じることを確認**していきました。

そして、息子さんの不在時にAさんが自宅で安心して過ごせるよう、**在宅でのサービス利用**を中心に検討しました。

フォーマルサービス（医療保険制度や介護保険制度などの法律・制度に基づいて行われる公的なサービス）に関しては、**訪問ヘルパー**の利用と**通所デイサービス**を検討しました。なかなか外出をしたがらないAさんにとって、通所デイサービスに通うことは困難で

したが、リハビリの継続と入浴を目的に、通所デイサービスの利用を施設職員と話し合い、調整しました。

　また、**インフォーマルサービス**（介護保険などの制度を使わないサービス）としては、近隣に住むAさんの妹さんご夫婦に協力をお願いしました。

　退院後は在宅での生活が中心となるため、Aさんの入院中の期間を使い、私たちは息子さんやAさんの妹さんにおむつ交換のやり方について指導を行い、介護負担の軽減に努めました。

　また、夜間のAさんの睡眠を確保し、息子さんも休めるよう主治医と相談し、Aさんの内服薬の調整を行いました。

　息子さんはAさんの退院に向け、全部自分でなんとかしようと思っていた様子ですが、サービスを利用したり、近所に住むAさんの妹家族と情報を共有したりすることで、**ひとりで介護を背負わなくてもいい**こと、Aさんにとっても**ほかの人との交流が認知症の進行予防につながる**ことを理解でき、在宅での介護に対して不安が減った様子でした。

　また、Aさんが自宅でひとりになる時間が減り、息子さん自身が安心して仕事に取り組むことができると話されていました。

　Aさんの退院後、外来でAさんの手を引いて歩く息子さんにお会いしました。息子さんは「通所デイサービスを休む日は、叔母《おば》（妹さん）や近所の方がお昼に合わせて訪問してくれるようになり、楽しくやっている様子です。穏やかに過ごせるようになって笑顔が増えました」と、笑顔で話してくださいました。

地域との連携が、介護者の負担軽減にもつながる

今回の事例では、Aさんの妹さんご夫婦にも協力をお願いしたことで、妹さんがご近所の方を誘ってAさんとお茶を飲んだり、買い物に出かけたりするなど、Aさん自身がほかの方と交流できる場や、Aさんの行動範囲を広げることにつながりました。

認知症の方が地域で暮らしていくうえで、フォーマルサービスの調整だけでなく、地域の方々や、ご兄弟などご家族が協力し本人を見守る**インフォーマルサービスをうまく活用することが大切**だと、私たちも実感しました。

Aさんの息子さんも、ひとりで担っていた介護が分担でき、心に余裕ができたようです。

認知症の方は、ご家族や周囲の方の感情に敏感に反応します。ご家族がイライラすればご本人も不安でイライラしたり、感情が不安定になったりします。**介護者の生活スタイルにも目を向ける**ことで、認知症の方も穏やかに暮らせるようになります。

高齢化率が高い過疎地域では、介助する担い手の不足が懸念されています。公的なサービスも限られているのが現状です。

退院調整に携わる看護師には、病院の中だけで完結するのではなく、地域に赴き、本人やご家族の暮らしを実際に見て感じ、どのようなサービス（フォーマルサービスやインフォーマルサービス）が活用できるか、介護支援専門員らと調整していくことが求められています。

Hajime Takechi

〝認知症カフェ〟を、もっと世の中に

武地《たけち》一《はじめ》
藤田医科大学医学部 認知症・高齢診療科 教授

「認知症」をキーワードに さまざまなことを語り合う場所

みなさんは、〝**認知症カフェ**〟をご存じでしょうか?

認知症カフェは、2012年に日本の認知症施策である「オレンジプラン」[*1]が掲げられたころから設置が進み、最近では、**全国に約8000か所ある**といわれています。人口あたりに換算すると、人口約1万人ちょっとに対して1か所あることになるので、みなさんが住む街にもきっとあるはずです。

国の施策で推進され、全国各自治体に設けられているので少しかたい感じがするかもしれませんが、〝カフェ〟の名のとおり、**各地で自由に活動が行われている**のも魅力です。

＊1　オレンジプラン：「認知症施策推進５か年計画」と題し、「認知症になっても本人の意思が尊重され、できる限り住み慣れた地域のよい環境で暮らし続けることができる社会」の実現をめざした７つの取り組みと、それにかかる具体的な数値目標を定めたもの。2015年には「新オレンジプラン（認知症施策推進総合戦略）」へとブラッシュアップされた。

認知症カフェ（以下、カフェ）は、地域の住民、認知症の人、認知症の人の家族、そして医療・介護の専門職などが、認知症という言葉をキーワードに、さまざまなことを語り合う場です。

カフェは毎日開催されているところもありますが、**1か月に1回、約2時間**というところが多いとされています。

開催場所は、自治会館や、街中の飲食店が利用されているほか、グループホームなどに併設されているコミュニティースペースなどが用いられる場合もあります。

コーヒーや好きな飲み物を飲みながら、認知症や介護、健康などについてのミニ講座を聞いたり、アマチュアバンドのコンサートを聴いたりするような企画が行われるところもあります。

認知症の人が才能を発揮し、活動するための拠点にも

認知症カフェでは、認知症に詳しいスタッフが店内に目配りしています。

認知症の人の家族が「**家族同士で悩み事を分かち合いたい**」と思っている場合には、その家族同士を結び付けたり、認知症の人が「**仲間同士で自分たちのできる活動を行いたい**」という場合は、周囲の人も巻きこんで、その活動を応援したりします。

前述のとおり、認知症カフェはお茶を飲んで話しながら、ミニ講座や音楽を聴くとともに、**さまざまな活動の拠点にもなる場所**です。また、地域で認知症サポーター講座を受けたボランティアたちが、カフェスタッフとして

参加している場合もあります。
ここで、私たちが運営している「オレンジカフェコモンズ」というカフェでの出来事を紹介します。

70代の女性Kさんは、アルツハイマー型認知症と診断され、数年が経過していました。

Kさんは、身の回りのことは自分で何でもできますが、もの忘れが強く、いっしょに暮らしている夫が「妻とともに楽しく過ごせる場所はないか」と探すうちに、このオレンジカフェを知って来店されました。

カフェには毎回、数人の認知症の人とその家族が来られ、学生や市民のボランティアも数人参加します。Kさんはカフェに来るたび「子育てをしていたころ、近所の子どもを集めてよく紙芝居をしていた」と話されるのですが、スタッフは、同じ話の繰り返しに少し疲れてきていました。

そんなある日、スタッフのひとりが「**Kさんにカフェで紙芝居をしてもらおう**」と提案しました。さっそく、次回のカフェでKさんによる紙芝居が行われました。

Kさんは木組みの紙芝居セットを持参し、インドネシアの童話を情感たっぷりと話されました。集まっていたほかの認知症の人や、その家族、そしてスタッフからも拍手喝采。それからしばらくのあいだ、カフェにおいてKさんの紙芝居は定番の催しとなりました。

ほかにも、50代で若年性アルツハイマー型認知症を発症したYさんは、歴史が好きで、**地域の歴史スポットめぐり**でその知識を披露し、仲間から尊重されていました。

このように、カフェでは認知症の人がそれぞれに才能を発揮し、それを見守る家族の人も、ほっとしている様子が窺《うかが》えました。

認知症カフェには起源となったものがある

日本の認知症カフェにおいて、その源のひとつとなったのは、オランダで1997年に開始された「**アルツハイマーカフェ**」であるといわれています。

アルツハイマーカフェは、オランダ全国一律の開催方法で、1か月に1回、2時間を30分ごと4部に分けて、交流タイム、ミニ講話、ミニ講話をめぐる討論などが行われます。開催にあたっては、研修を受けたモデレーターが運営を行うとされています。

このような全国一律での実施は、日本では必ずしも容易ではないところもあり、カフェの運営のしかたは主催者側にゆだねられている面があります。

しかし、かえって自由すぎて、足を運んでみようと思う人、地域や病院からカフェを紹介しようとする人などにとっては、わかりにくいという声もあります。

認知症になった後も楽しく生きる。カフェが拠《よ》りどころのひとつに

認知症カフェの開催や運営にあたり、主催者側がいちばん気をつけていること、気をつけないといけないことは〝**認知症カフェは、予防体操や脳トレを行う場ではない**〟という

ことです。
認知症という病気は、認知症になった本人にとっても、周囲の家族や知人にとっても、深刻な課題をもたらすことが多いものです。そのため、「認知症にはなりたくない」「認知症になったらおしまいだから、予防しないと！」という思いを持つ人も多く、それがこれまで、認知症という病気への偏見にもつながってしまっていました。

高齢者が体や頭を使って楽しむ場所はもちろん大事ですが、認知症カフェは、認知症のことをオープンに話し合い、正しい情報をもとに、**自分や家族が認知症になっても楽しく生きる拠点としていく**ことが大切です。

認知症カフェは、簡単で楽しい場所のようにも思えますが、「認知症＋カフェ」として、認知症の難しい側面をきちんと理解しつつ、カフェとしてのくつろぎをもたらす場所であることが求められます。そのような認知症カフェが、今後も世の中に広まっていくことを期待しています。

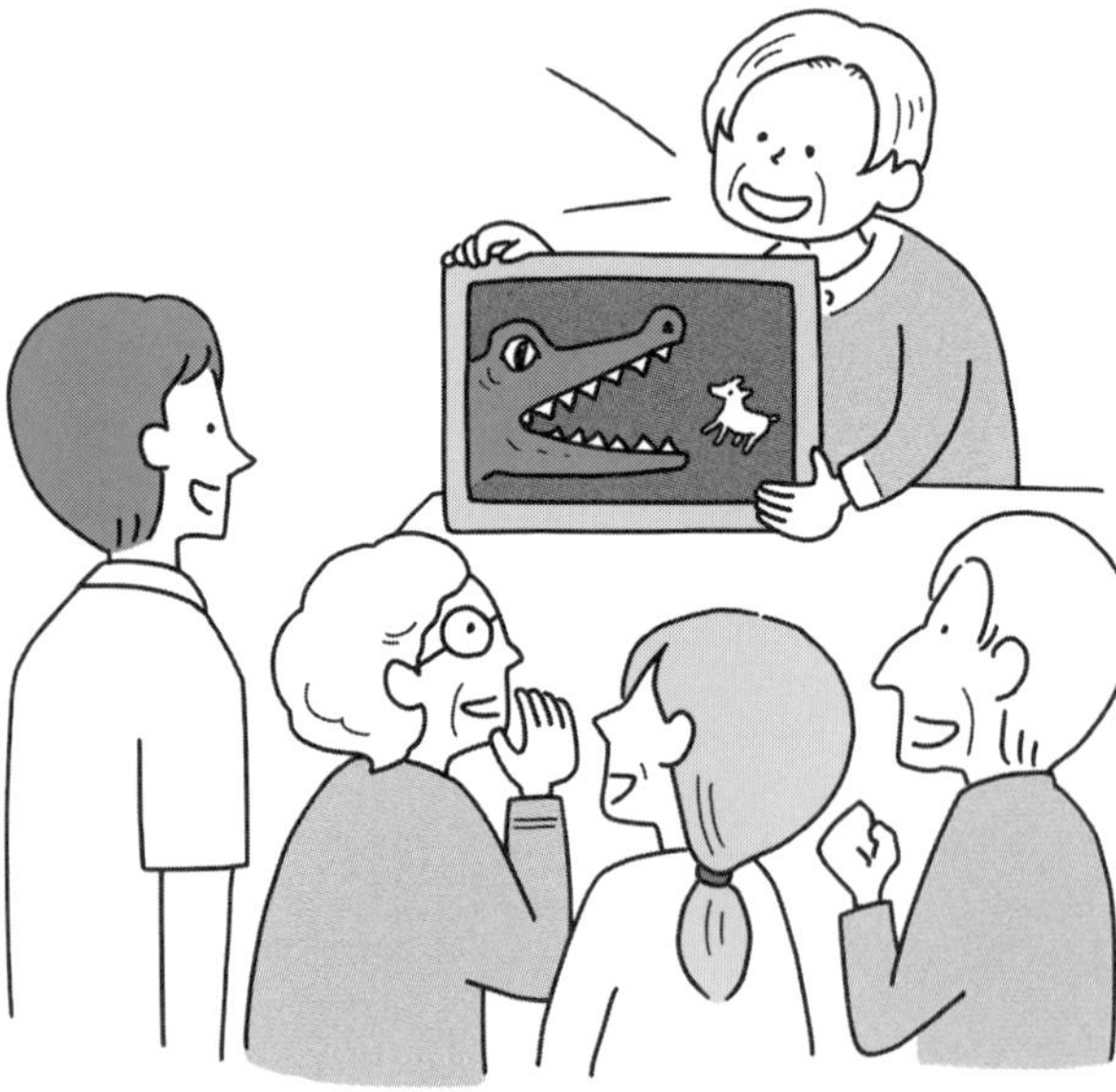

3章

ケア編

認知症を受けとめ、寄り添うためにできること

家族が認知症になるということ。それは同時に、介護生活の始まりを意味します。

認知症がある人へのケアは、思うようにいかない場面が多く、
支える家族も心身ともに疲弊してしまいがちです。

「相手に寄り添うことが大切なのはわかる。でも、どうやって？」

実体験も交えた、日々のケアの一助となるコラムを紹介します。

Takashi Asada

Withコロナにおける認知症サポート

朝田《あさだ》 隆《たかし》

メモリークリニックお茶の水 理事長・院長

"Withコロナ"を前提とした社会へ

新型コロナウイルスの発生から4年目に入りました。すでに8回の波、つまり感染者数の急激な増加を経験した今日、マスク着用に代表される当初の国の感染予防対策が変化してきました。また、コロナの完全シャットアウトという方針も同様です。つまり、「Withコロナ」の標語のように、コロナと共存せねばならないか？　と、社会の姿勢も変わってきたようです。

このような状況のもと、認知症患者や、彼らを支える介護者の関わり方も、いつの間にかシフトしてきたように思われます。たとえば、コロナ禍前への復帰を望む声があるいっぽうで、コロナ禍で生まれ、普及したIT技術の取り入れは、当然のことと考えられるようになりました。

これらの状況をふまえ、本コラムでは、私がこれからの認知症ケアの方向を考えるうえで大きなヒントになると考える2つの例を紹介し、私なりの説明をしたいと思います。

認知症ケアの基本は〝なじみの人間関係〟の維持

わが国の認知症ケア・介護の夜明けは、1970年代かと思われます。この当時、かつての国立療養所菊池病院（現在の独立行政法人国立病院機構菊池病院）の院長であった室《むろ》伏《ふし》君《くん》士《し》先生は、半世紀後の今にも通じる、認知症ケア・介護の基本を示されました。

これについて、室伏先生が当時書かれた文章を以下に抜粋します。ポイントは〝なじみの人間関係〟にあります。

痴呆《ちほう》＊1性高齢者ではさらに人間関係、知的能力、生活史を失い、これが痴呆を促進させたりする。このような事態に対しては、生きる頼りの拠《よ》りどころの人、場、状況、物を与えると良く、特になじみの仲間が重要で、これはメンタルケアの基本となる。〈中略〉他人どうしの老女たち（特に老年痴呆）が、お互いに迎合・同調的に、自分なりの一方的な話のうなずき合い（偽会話）や、楽しみ、手仕事、日常行動、寝食などの生活をともにして毎日一緒に暮らしていると、数週～数ヵ月たつと親しくなった相手を昔からよく知っている兄嫁、いとこ、小学校の同級生、あるいは男性老人に対して夫な

＊1　痴呆：認知症のこと。

ど勘違いしていったりする（既知化）。これはなじみの心（親近感や同類感）で結ばれていて、安心・安住がもたらされている。この〝なじみの人間関係〟の意義は、これによって異常行動や精神症状が消退すること（たとえば悪い動きの徘徊《はいかい》は、なじみの仲間との散歩という良い動きに変わる）、またなによりも感情や意欲面が活発化してきて、生き生きと楽しげに暮らしていくことで、これは最も重視されることである。

（室伏君士著「痴呆性高齢者の心理ーその理解と対応ー（心と社会　No.98　30巻4号　特集　高齢者の介護）」から抜粋し引用）

要約すると「人間は、認知症になろうがなるまいが、自分だけでは生きられない。〝なじみの人間関係〟があって初めて安心・安住がもたらされる」というものです。

こう考えるとき、コロナ禍がもたらした最大の悪は、ソーシャルディスタンスに代表されるような「〝なじみの人間関係〟くずし」だったかもしれません。

Withコロナの認知症サポートにおいては、必要な感染症対策は引き続き行いながらも、できる限りこうした関係を破綻《はたん》させないような関わり方が望まれます。

共感し、受け入れる。それだけでもケアにつながる

さて、2023年の2月、ある民放のニュース番組の中で、認知症ケアに関してとても興味深い報道がありました。

その番組では、京都府にある特別養護老人ホーム[＊2]で、91歳という年齢にもかかわらず、

＊2　特別養護老人ホーム：通称「特養」。「介護老人福祉施設」ともいう。常に介護が必要な高齢者のための介護保険施設で、食事や入浴、排泄などの日常生活上の支援や、機能訓練、療養上の世話などを提供する。

現役で介護士をしているHさんという女性が紹介されました。番組制作者らは、彼女にしかできない認知症患者に対する接し方や考え方があると聞いて、取材したのです。

たとえば、大声を上げて暴れる方には、Hさんはその人がよく話す兄弟の話をして、自然と落ち着きを取り戻させます。また、語りかけはしなくても、利用者の体に手をそっと置くなどして、静めることもあります。

番組において私は、この91歳の介護士が次々に示す〝ワザ〟の裏に何が隠れているか、解説をしてほしいと頼まれました。そこで、ディレクターとともに、いくつかの撮影場面を丁寧に拝見することから始めました。

感想をひと言で表すなら、その極意は「**穏やかに相手を受け入れていること**」だと思いました。

Hさんは、言葉は多くないし、大きな声で語りもされません。何気なく見ていると、何が、どこがすごいのか、どのあたりがワザなのか？　を、つい見過ごしてしまうくらい、静かな自然体の対応なのです。

たとえばHさんが、何やら争っている二人の女性のあいだに入っていったとき。仲介の際によくある「まあまあ……」という、いさめ役の態度はまったくありません。何かぶつぶつ言っているな、程度の話しかけです。

ところがよく見ると、Hさんは、**いっぽうの女性の肩甲骨のあたりに手を当てて**います。驚いたのは、何気なく当てているかのように見える手の指先は、**丁寧に背中をなでていた**ことです。

こんな情景が1分も続いたでしょうか？　さきほどまで怒り口調で何やら攻撃していた女性が、いつの間にか、平静さを取り戻したのです。

振り返ってみて、Hさんは「まあ、あんさんの言いたいことも、気持ちもわかるわ、そやそや……」というメッセージを、あのぶつぶつ口調に加えて手と指先で伝えたのだな、と思います。つまり、Hさんが**〝仲介〟では**なく**〝受け入れ〟をした**ことで、争っていた当事者は、怒っても争ってもしょうがないと悟ったのだなとわかりました。

だから、この場面のカギは、周囲の人に「**わかってもらえたこと**」、ちょっと難しく心理学的に言えば、「**承認されたこと**」とまとめられるでしょう。

〝自分の存在を認めてほしい〟という思いを満たすことが大切

マズローという心理学者が提唱した「**欲求5段階説**」というものがあります（↓左図）。

それによれば、**人間の欲求には優先順位があるそうです。**

マズローの欲求５段階説

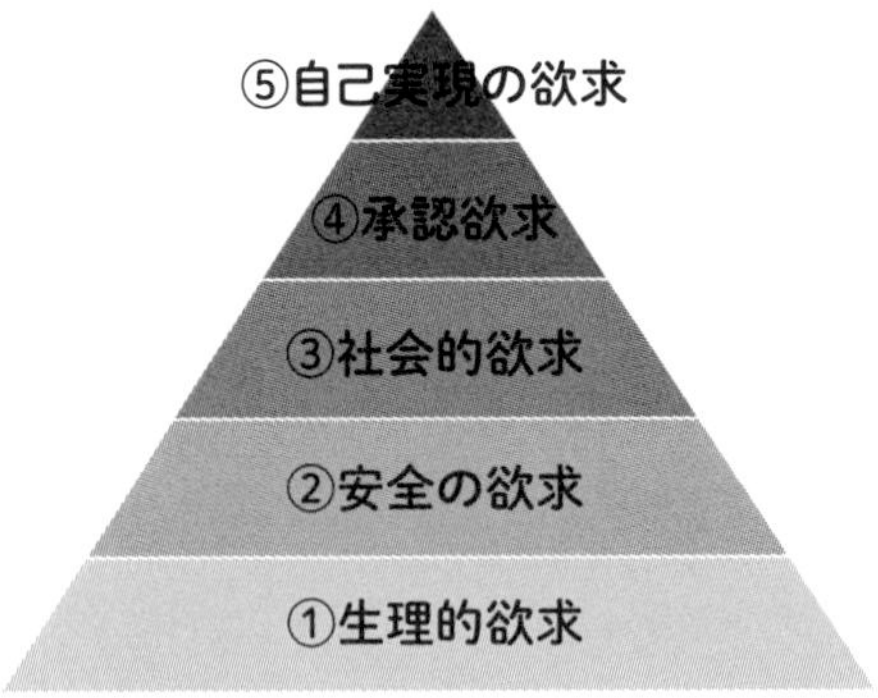

アメリカの心理学者アブラハム・マズローが提唱。人の欲求を５段階のピラミッド型に分けており、いちばん下の欲求が満たされると、その上の段の欲求を満たそうと行動するようになる。

1段目は、食事や睡眠などの「**生理的欲求**」、2段目は「**安全の欲求**」です。つまり、動物である人間が生きていくうえでの不可欠な要素、最低限を求めるものです。それらが得られたら、次は社会とつながりたい、社会から認められたいという「**社会的欲求**」や「**承認欲求**」、さらに「**自己実現の欲求**」が生まれます。これらは、社会的な存在といわれる〝人〟の心にとって基本となる条件です。

認知症でなくても、さらに認知症になればもっと抱きがちな、ある思いがあります。多くの人の場合、それをあえて口にはしないでしょうが、〝**「自分は正当に認められていない」という思い**〟です。だからこそ、自分という存在を認めてもらうことが、平穏な心で生きていくうえで不可欠なのです。

そのことをふまえると、さきほどのHさんの行為の裏に隠れているのは、彼女の五感をフルに活用した**「あなたの存在を認めているよ」というメッセージ伝達のワザ**だと、私は思ったのです。

おわりに、認知症介護の世界では「**説得より納得**」とよく言われます。ある意味、人は理屈ではなく感情で生きています。他人に諭されたからでなく、**自分から悟れたなら気持ちがいい**のです。それだけに、**相手の承認欲求を満たしてあげる**ことは、前述した「なじみの人間関係」の維持とともに、認知症者の感情的な安定、あるいは安寧をもたらすという意味で、認知症ケアの根本だと考えます。

今後、コロナとの共存において、生活様式がますます変化していくなかでも、ぜひ意識してもらいたいものです。

“理想の介護”にこだわらず、認知症の人に寄り添うケアを

Yoko Ishikawa

石川《いしかわ》容《よう》子《こ》

医療法人社団翠会 和光病院 看護部長

本人の苦悩、介護者の大変さは当事者にしかわからない

近年、認知症の啓発普及は、かなり進んできたように感じます。「認知症はとても身近な病気です」といったフレーズも、多く聞かれます。

そうはいっても、家族の誰かが認知症になる、あるいは自身が老いたとき、初めて認知症を身近に感じるのではないかと思います。

認知症を知ろうと思えば、インターネット、書籍、パンフレットなど、今や情報はさまざまなところから入手できます。しかし、どんなに病気の理解が進んでも、**認知症の人の苦悩**を理解することは、たやすいことではありません。また、**認知症の人を介護する人の大**

変さも、当事者でなければわからないことがたくさんあるだろうと思います。

私の勤める和光病院には、「認知症看護外来」というものがあります。そこでは、看護師が介護に関する相談に応対したり、将来のことをいっしょに考えたりしています。

本稿では、ご本人や介護者の肩の荷が少しでも軽くなることを願い、実際に介護者から多く聞かれる相談や、抱えている悩み、それに対する応えの一部を紹介したいと思います。

ケース1 「言ったでしょ！」「聞いてない！」の押し問答に

認知症が進み、長年通っている病院にひとりで通院することが難しくなり、家族が付き添うことはよくあります。

多くの場合、家族は受診の前日に「明日は朝10時に病院だから、忘れないでね」と本人に伝えます。本人も、そのときには「わかった」と返事をしますが、当日になると「どうしたの、どこか行くの？」と、初めて聞いたかのような言葉が返ってきます。

こちらとしては「昨日、伝えたのに」「わかったと返事をしていたじゃない」と言いたくなりますが、**本人にとっては、まったく覚えのないこと**なのです。

このような「とにかくすぐに忘れてしまって困る」「伝えたことを聞いていないと言うので、押し問答になり、お互いにぐったりしてしまう」という話をよく聞きます。

しかし、そもそも認知症の記憶障害は、忘れるというよりは**覚えておくことができない**

のです。前もってではなく〝**当日に**〟「今日は病院に行くから支度をしましょう」と伝えるほうがよいでしょう。

認知症の人は日々の暮らしの中で、こういった出来事をたくさん体験しているのではないかと思います。本人は**記憶の低下をまったく自覚していないわけではなく**、「バカになった気がする」「頭がおかしくなった」と言い、**ふさぎこんでしまう**ことがあります。

その不安をなくすことはできないかもしれませんが、**そばに寄り添い、混乱を最小限にするためのサポートは大切**です。

ケース2 何もせず、ゴロゴロしていて心配になる

「デイケアから帰宅すると、ずっとウトウトしている」「デイケアのない日はゴロゴロしていて、何も刺激がなくて心配」という話を聞くことがあります。

記憶や見当識《けんとうしき》*1が低下している本人にとって、デイケアという場所の理解や、そこでの人間関係を理解することは、大変困難です。知らない場所で、知らない人たちに気を遣いながら数時間を過ごすことは、想像以上に疲労します。帰宅して緊張がほどけた際には、きっとくたくたです。

本人がデイケアでそれなりに過ごしているようなら、家でゴロゴロしていても、周囲の人は「疲れたのだなあ」と思って**見守ることが大切**だと思います。

また、デイケアに限らず、本人は日常生活において、何をするにも頭をフル回転させせな

＊1 見当識：今の時間や、今いる場所、相手が誰であるかなどの状況を把握する能力。

いとうまくいかなくなっています。**脳も体も休息が必要**です。健康上の問題がなければ、あたたかく見守っていてよいでしょう。

ケース3 妄想《もうそう》や、暴力的な行動などがあってつらい

「妻が浮気をしている」「知らない男と寝ている」と思いこみ、幻視《げんし》や妄想から暴力的になることがあります。こちらがそれを否定すればするほど、本人は怒ってしまい、ついには妻（夫）が家に居られなくなる、というような状況が起こり、切羽《せっぱ》詰まって相談に至るケースがあります。

こうした妄想は、**周囲の人の力で修正することが難しい**です。家の中でがんばりすぎて家族中が振り回されてしまうと、誰も幸せではありません。

このような、介護だけではどうにもならないときには、**薬などによる治療が有効な場合**があります。医師や専門家に相談し、入院治療などをおすすめしています。

ケース4 つい怒ってしまい、自己嫌悪に陥る

「しかたがないとわかってはいるけれど、何度も同じことを聞かれて優しくできない」「つい怒ってしまう自分が嫌になる」「介護の本には〝本人のペースに合わせる〟と書かれているけれど、そんなことはできない」……。

こんなふうに、認知症についての知識を深めている家族ほど、自分を責め、落ちこまれることがあります。

しかし365日、24時間介護している家族にとって、**教科書にあるような理想の介護はなかなか無理があります**。

介護のプロではなく家族なのだから、言い合いをしたり、腹を立てたりするのは当然。**自分を責めなくてよい**のです。イライラして怒鳴ってしまってこちらが落ちこんでいても、案外、本人はケロッとして覚えていなかったりします。

家族にはそれぞれの生活があり、介護においては、多くのことに折り合いをつけなければならないと思います。そもそも**〝正しい介護〟や〝理想の介護〟などは存在しません**。

また、本人の尊厳だけではなく、介護する人の尊厳も守られなければ、誰も幸せではありません。理想の介護にこだわらず、**その家族なりの介護でよい**のです。

いかがでしたでしょうか。主に、自宅で生活する認知症の人の介護について書きましたが、どのような状況であっても、大切なことは、記憶障害や見当識の低下といった認知症の症状の基盤となる中核《ちゅうかく》症状によって、**本人が何に困っているのか、何をサポートすればよいのかを、周囲の人が考え続けていく**ことだと思います。

心配事なく生活をすることは、なかなか難しいかもしれません。でも、周囲の人のあたたかい心や優しいまなざしが、本人にとって何よりの〝よい環境〟だと思います。

言葉だけに頼らず、相手の〝背景〟に心を向けたコミュニケーションを

萩原淳子《はぎはらじゅんこ》
国立長寿医療研究センター 認知症看護認定看護師

Junko Hagihara

声のトーンや表情など、言葉以外の要素が重要に

認知症の人は、病気の進行に伴って徐々に言語的なコミュニケーションが困難となり、自分から周囲の人に〝言葉〟で伝えることや周囲の人から伝えられた〝言葉〟を理解することが難しくなります。そのため、認知症の人とのコミュニケーションでは、**声のトーン**や、**話す速さ**、**表情**、**触れ方**などの〝**言葉以外の要素**〟が重要となります。

たとえば「座りましょう」という言葉かけでも、「ゆっくり腰を支えながら目を見て笑顔で話しかける」のと、「強引に腕を引っ張

りながら、かたい表情で話しかける」のでは、相手が受け取る印象はまったく違います。さらに、言葉に加えて文字に書いたり、イラストを用いたりと、**視覚的な情報を活用する**ことでメッセージが伝わりやすくなります。

また、認知症の人は、一度にたくさんのことを話しても記憶に残りにくいといわれています。そのため、伝えるときには一つひとつ**短い言葉で簡潔に伝える**ことも必要です。

言動の背景にあるメッセージを理解する

認知症の人とのコミュニケーションでは、**「その人の言葉や行動の背景には理由がある」**と考え、会話をしながら、そこにある本人のメッセージを探っていきます。ここで、私の体験談をお話しします。

入院してきたAさんは、認知症の進行により、言語的なコミュニケーションが少し難しい方でした。

ある日、Aさんが「目を小さくして！早く！」と私に繰り返し訴えてきました。私は「目を小さくする」の意味がわからなかったのですが、なんとかそのメッセージに応えようと、Aさんのまぶたを手で閉じたり、流れている音楽のボリュームを下げたりしてみました。しかし、Aさんの訴えやイラ立ちは強くなるいっぽうでした。

そこで私は、Aさんが**〝まぶしいから明かりを小さくしてほしい〟と訴えている**ことに気づき、電気を消してみました。すると、Aさんは本当に安心した表情になったのです。

私はその表情を見て、Aさんの伝えたいメッセージを理解できたことを、心からうれしく思いました。Aさんとのこの関わりは、私にとって「理解する」ことをあきらめなくてよかったと感じられた、大切な事例です。

認知症の人は、さまざまな苦痛や不快な症状をうまく周囲に伝えられずに、**易怒性**《いど》や**落ち着きのない行動**につながることが少なくありません。認知症の人がイライラしたり、落ち着きがない行動がみられたりしたときには、その背景に**身体的な不調や不快な環境刺激がないか**、注意深く確認してみましょう。

その人のこれまでの〝生活史〟を活用する

私が勤務している認知症対応病棟では、患者さんが入院される際、ご本人やご家族にこれまでの生活習慣、趣味、出身地、職業歴、好きな話題、好まない話題、好きな音楽、好きなテレビ番組などの情報を、**プロフィールシート**に記入していただいています。

誰でも、初めてお話しする人とは何を話したらいいのかと身構えると思いますが、病棟のスタッフは、この情報のおかげでコミュニケーションがとりやすくなっています。

たとえば、入院後、緊張のためか表情がかたかったBさん。プロフィールシートから、〝飼っている犬の散歩を日課にしている〟という情報を得て、「Bさんは犬を飼っていると聞きましたよ」と話しかけると、とてもうれしそうに愛犬の話をしてくださいました。

また、大工の棟梁《とうりょう》だったことを誇りにしているCさんに職業歴を伺うと、得意げに、現役時代のお話をしてくださいました。

ご自分が得意なことや、好きなことの話をするときには、みなさん生き生きした表情になります。認知症の人は、誰に何を話したかという出来事は忘れても、**そのとき抱いた〝よい感情〟や〝悪い感情〟は残る**といわれています。認知症の人に限ったことではありませんが、話す相手には「楽しかったな」「安心したな」と、よい感情を抱くようなコミュニケーションを心がけることが大切です。

このように、認知症の人のこれまでの生活史をまわりの人に伝えることで、コミュニケーションを活発にするだけではなく、**その人らしさを活かす**ことができます。

ご家族など周囲の方は、デイサービスなどの交流の場で、認知症の人へのコミュニケーションツールのひとつとして、プロフィールシートをスタッフに渡し、活用してもらってはどうでしょうか。

介護は合わせ鏡。息抜きの方法を見つけ、心に余裕を持とう

介護者がイライラして対応していると、合わせ鏡のように、認知症の人からイライラした反応が返ってくることがあります。これは認知症特有の症状というわけではありません。

誰でも、笑顔を向けられれば笑顔で返したくなり、不愉快な言動をされるとこちらも不愉快になることがあるのではないでしょうか。

病院でも、認知症の人を看護する際、看護師側の業務が忙しく、時間に追われてイライラしたまま対応していると、認知症の人に看護師の感情が伝わり、落ち着きがなくなることがあります。言葉で直接伝えなくても、**イ**

ライラしているという非言語的な要素が相手に伝わり、結果的に認知症の人に対して不適切な関わりとなって、さらに**認知症の人の不快感や混乱が増強してしまう**のです。

まずは大きく深呼吸をして、気持ちを落ち着かせることが大切です。

当院で開催している認知症の人の家族のための教室では、認知症に関する知識・技術を学ぶ教育プログラムに加え、同じ体験をしている介護者同士が日ごろの介護について話し、交流できる時間を設けています。

その交流の場で「なかなかこちらの言うことを理解してもらえずに、イラ立ちが募ることもあります。そんなときは、自分の部屋にこもって好きな音楽を大きなボリュームで聞いて、気持ちを切り替えています」と話すご家族や、「自分が楽にならないと介護は続かないから、ひとりでがんばらず、まわりに助けてもらいましょうよ」と、ほかの介護者に呼びかけるご家族もいました。

疲労やストレスの蓄積は、感情のコントロールを難しくし、コミュニケーションに影響を与えます。**自分なりの息抜きの方法を見つける**ことや、ケアマネジャーや家族会、デイサービスなど、**相談できる相手や場所など周囲の力を借りる**ことで、心に余裕が生まれ、円滑なコミュニケーションにつながります。

認知症が進むとスムーズなコミュニケーションが困難になりますが、まずは**本人の不安な気持ちに寄り添う**こと。そして**ご家族が笑顔でいる**ことが、認知症の方の笑顔につながり、コミュニケーションを円滑にします。

対話から考える、認知症の精神療法

繁田《しげた》雅弘《まさひろ》
東京慈恵会医科大学 精神医学講座 教授

Masahiro Shigeta

認知症の人に対しても、〝言葉による治療〟は有効

個人精神療法、すなわち〝言葉による治療〟は、以前は認知症の人は対象としていませんでした。認知症の人は会話の理解力が低下していて、また、話したことも忘れてしまうと考えられていたからです。

しかし以前から、**認知症の人にも精神療法的介入は有効である**ことが指摘されていました。私自身も、数年前から認知症の人との対話に取り組んでいます（『認知症の精神療法 アルツハイマー型認知症の人との対話』HOUSE出版、2020年）。

一般に、後述する「**支持的精神療法**」によ

って自己評価が回復して自我機能が高まると、現実検討能力（現実に生じていることを正しく認識する力）や感情のコントロール能力はもちろんのこと、思考力や防衛機能、統合機能なども改善して、**自分が置かれた状況を以前よりも的確に認識することができる**ようになります。

最終的には、状況に合わせた適応能力を発揮することができるようになる、それが支持的精神療法の戦術です。

そしてこの戦術は、一般の精神障害だけでなく、認知機能低下に伴う精神症状にも有効性が期待できると考えられました。

本稿では、いくつかの精神症状を有する認知症の人を取り上げて、支持的精神療法の効果について述べたいと思います。

対話のしかた次第で、自尊感情や自己効力感を維持できる

私は、アルツハイマー型認知症や軽度認知障害の人を対象として、支持的精神療法、すなわち、精神症状や困難な状況について行う**〝支持的アプローチ〟**による治療的対話を行っています。

たとえば、自動車運転免許の返納について、認知症の人に次のように伝えるとします。

「あなたの運転はいざというときに危険を回避できない可能性があるので、免許を返納しなければならない」

こういった説得は、あまり効果を期待することはできません。

なぜなら、免許の返納といった本人にとっ

ての不都合な判断は、**自尊感情**（自分を価値のある存在だと思う感覚）や**自己効力感**（自分ならできるという認知）が高く維持されていなければできないものだからです。

この説得のしかたは、むしろ、自尊感情や自己効力感を低めるものと考えられます。自分に自信を持ち、決断を実行できるという意識がなければ、困難を伴う判断はできないのです。

アルツハイマー型認知症や軽度認知障害では、失敗が続き、自信を失いがちです。そのような状況の人に対して「あなたは運転さえもできない人になったのだ」という説得は、自発性や意欲を失わせ、日課や役割に対して消極的にしてしまうのではないでしょうか。

それよりも「**まだまだしっかりしておられるから、困難な判断でさえもご自身で可能である**」という方向の対話のほうが、自尊感情や自己効力感を維持できる可能性があります。

もの盗《と》られ妄想《もうそう》は、訴えの取り下げを目標にしない

認知症の症状のひとつに、自分の大事なものを誰かに勝手に隠された、あるいは盗まれたなどと思いこんでしまう「**もの盗られ妄想**」というものがあります。

こういった症状のある人が、「誰かが盗った」という訴えを取り下げることは、自動車運転免許の返納と同様に、精神的に安定していなければできないことです。そうした判断をすることには、大きな精神的エネルギーを必要とするからです。

ここで重視すべきなのは、免許返納と同様

に〝**自尊感情をできる限り傷つけないこと**〟、そして〝**自己効力感をできる限り下げないこと**〟と思われます。

誰かを犯人扱いしているのであれば、あえて「**元来のあなたは人を疑うような人ではない**」とのメッセージを送ることも、治療のひとつでしょう。

当初の治療目標は、あくまで妄想の消失とはせず、〝**妄想に関する本人の訴えを減らすこと**〟、あるいは〝**妄想に伴う興奮や緊張を減らすこと**〟に設定するのがよいと思われます。それらの目標が達成できたら、また次の目標を設定すればよいのです。

また、もの盗られ妄想は記憶障害を基盤にして起こるとされますが、「ものを置いた場所を忘れてしまうことが原因ではないか」といったことを言及するのは、よい方法ではありません。

私の経験では、〝記憶障害〟と〝ものを失くした経験〟を関連させて洞察に至ったことはありません。また、**自己の能力の減退を自覚することは、自己効力感の低下につながる**ため好ましくないのです。

「訴えを受けとめてもらった」と感じてもらうことが大切

認知症の症状として現れる妄想は、「誰かが盗った」のほかにも、「悪口を言われた」「暴力をふるわれた」など、さまざまあります。

こういった被害妄想については、精神療法的アプローチによって結果的に妄想が消失することは、私の経験ではきわめて少ないといえます。

　そのため、治療開始時点では妄想の消失を治療目標とはせず、〝精神的な余裕がもたらされ表情や態度が穏やかになること〟や、〝妄想の訴えが減ること〟を目標に、まずはしばらく**傾聴と共感を試みる**のがよいのではないでしょうか。


　また、担当医やスタッフが、本人の妄想の訴えに疑問を呈するのは、**信頼関係が一定程度築かれていることを確認してから**です。場合によっては、誠実に疑問を呈する態度から信頼関係を築けることもありますが、リスクも大きいものです。

　そうした関係を築く前に本人の認識を修正しようとすると、本人にとっては「自分の想いを理解してもらえなかった」という失望が大きく、その後の対話が展開しなくなる可能性があります。

　もちろん、妄想に関わる訴えを肯定してしまうことも治療とはいえません。

　治療者が事実と考えていないことを肯定することは、治療者が誠実さを放棄したことを意味するからです。こういった治療者の誠実さ・不誠実さに、本人は敏感に反応するものと思われます。


　まずは、本人が「**訴えを受けとめてもらった**」と感じられることをめざすのが、実臨床では現実的ではないでしょうか。続いて、本人と治療者が合意できる点を見つけることを目標にするのがよいと、私は考えています。

Matsuyo Kamada

認知症になった両親の遠距離介護を決めるまで

鎌田松代《かまだまつよ》
公益社団法人 認知症の人と家族の会 代表理事

「私が介護すべきでは」。両親の施設入所まで悩んだ日々

2004年からの4年間に、九州で暮らしていた両親が相次いで認知症と診断されました。私は認知症のことを1990年から「認知症の人と家族の会」（以下「家族の会」）で学んでいましたが、ショックでした。

これからどうなっていくのか知っていても、心の中は悲しみとともに、**一生懸命に生きてきた両親の人生が変更を余儀なくされる**ことに切なさを感じました。

「認知症にはなってほしくはなかった」ではありません。両親が意欲を持ってしていたことが、今までうまくできていたことができにくくなっていく。**そのことを自覚して受け入**

れていかなくてはいけない両親の心の内を思うと、胸が張り裂けるような気持ちでした。

私のいる京都と、両親が二人で暮らす九州とは離れていて、私は数年に1回しか帰省していませんでしたが、毎月九州の実家に帰って両親を手助けすることにしました。その生活は11年間続きました。

自宅の環境を整え、介護保険サービスの利用などの手助けをしても、この病気の性《さが》か、症状は進行。外出して自宅に戻れないことが続き、最終的には在宅生活を断念して、介護施設に入所しました。

入所までは、症状が進行するたびに落ちこみました。また、遅れて認知症を発症した母が、排泄トラブルが出てきた父を介護……。

「**介護の仕事をしている私が、認知症で不自由な暮らしとなった両親を看《み》るのが当然だ**」との思いが、私にはありました。他人様のお世話ではなく、親の介護をすべきではないか。そんな思いが、日に日に強くなりました。

しかし両親は、子である私の生きたい進路を、経済的支援も含め応援してくれていました。私自身、看護・介護の仕事は好きでやりがいを感じ、役割も多く担っていました。

そんな迷い悩んでいるときに、救われ、方向性が定まったのは、「家族の会」の京都府支部の世話人の人たちが、話を聞いてくれたことがきっかけでした。

両親が本当に望むことは？自分に置き換えて考えてみる

世話人の人たちは、私の父が認知症の診断

を受けたときから「どうしてはるの？ 大丈夫？」と、会うごとに、またメールなどでも近況を尋ねてくださっていました。

私からは、相手のご都合もあるし「今、話をしていいのだろうか」という遠慮があり、なかなか話すことができませんでしたが、尋ねてくださると一気に話をしていました。

すべてを受けとめてくださる、包容力のある話し相手でした。それは**認知症の人を介護した同じ経験者**や、たくさんの相談を受け、認知症の人の**介護家族の心情をよく知っている専門職**の方だったからでした。

「**ご両親は、鎌田さんが仕事を辞めて介護をしてくれることを、喜ばれるやろうか**」

その日の話は、この問いかけから始まりました。

両親、とくに母は、認知機能が低下して不自由になる暮らしの中でも、私が帰るときには「気いつけて帰らんば」「また来んね」でした。決して「帰らんといて」「看てくれんね」と言ったことはありません。

なぜそう言うのか？ 私は、自身のことに置き換えて考えました。

私には3人の子どもがいます。その子どもたちの生きたい人生を変更し、私の介護をしてほしいとは、私は思いません。子どもたちはそれぞれに努力して、今のやりたい仕事に邁進《まいしん》しています。

子どもたちが介護してくれなくても、介護してくれるサービスや人はいます。でも**気持ちだけは、不自由になった親のことを思っていてほしい**です。

両親もそうなのではないかと、これまでの認知症となってからの、またそれ以前の両親の言動を思い返しました。

やりたい仕事をがんばる姿こそ両親が心から願ってくれたもの

思えば、**やりたい仕事をしている私や弟は、両親の自慢**でした。孫にそのことを話しているのを聞いたこともありました。

両親は、時代もあり、自身の受けたい教育や、やりたいことができたわけではない人生でした。それを子どもに託し、経済面も含め、進路は子どものしたいこと優先でした。

そして、京都府支部の世話人さんは、こう言ってくださいました。

「鎌田さんは、京都で目の前の困っている方々を助けることをがんばればいい。ご両親は暮らし慣れた田舎で介護を受けていけばいいのでは。そっちが幸せ。**鎌田さんが仕事を辞めて介護することを喜んではいない**と思うよ。**仕事も介護も、遠距離介護のなかでがんばりなさい**」

悩んでいたことが吹っ切れ、目の前に道が開けた瞬間でした。

それから6年間、田舎に毎月帰省し、両親を見守りました。食事もとれなくなった母との最期の面会時に、母が話せないなかで動いた唇は、「気をつけて帰り」でした。

「家族の会」のメッセージ、〝**認知症でも心は生きている**〟瞬間でした。

Mizue Suzuki

家族から学ぶ認知症ケアの基本

鈴木《すずき》みずえ
浜松医科大学 臨床看護学講座

時間をかけて受け入れた、母の認知症

私は長く高齢者看護を実践し、認知症ケアについても研究してきたつもりです。しかし、家族のこと、身近な母のこととなると、何もできず混乱してしまいました。

自分を誰よりも支え、見守り、助けてくれた母。65歳を超えても友人と元気に過ごしていた母。あまりにも身近な存在であったために、私は母の年齢のことを忘れていました。

母は、80代前半までは孫の世話ではつらつとしていましたが、90歳近くなり、いつの間にかもの忘れが多くなってきました。知り合いの先生に診てもらったところ、アルツハイマー型認知症と診断されました。

母は80歳を過ぎても水泳や短歌の会などに参加し、サクセスフルエイジングを謳歌《おうか》しており、気がついたらいつの間にかフレイル高齢者になっていた——そんな印象です。

最初のころは、あんなに元気だった母の今の状況を受け入れることができず、母のもの忘れを責めてしまい、そんな自分もつらく、落ちこんでいた時期もありました。

家族は**本人のいちばんよい時代を知っており、家族としての愛情がある**からこそ、以前のままでいてほしいと期待してしまいます。

しかし、**加齢は誰にでも訪れます**。母のことも、時間はかかりましたが、さまざまな加齢の現象に向き合いながらも一生懸命生きている大切な人であり、私自身も加齢現象を感じる年齢になったので、ともに加齢を楽しんでみようという気持ちになりました。

母が〝よい状態〟で、心地よく過ごせるようフォローする

母に接するとき、とくに心がけているのは母に**「パーソン・センタード・ケア」の〝よい状態〟**をできるだけ保ってもらうことです。

そして、母のできることや、好きなこと、好みを優先して、**主体的に行ってもらう**ようにしました。すると母だけでなく、私も〝よい状態〟で、お互いに気持ちよく過ごすことができるようになりました。

「パーソン・センタード・ケア」は、**認知症ケアの理念のひとつ**です。ケアを提供する人と受ける人の枠を超え、人々に寄り添い、信頼し合う相互関係のなかからその人を尊敬し、

ニーズに注意深く対応して、その人が能力を発揮できるように支援することに着目しています。下の図のように**〝よい状態〟と〝よくない状態〟を把握すること**を重視するのです。

〝よい状態〟とは、自分自身を表現できたり、周囲の人に対する思いやりや喜びを表現できたりする状態です。

反対に〝よくない状態〟は、不快だったり、退屈な表情をしていたり、無関心で引きこもっている、何事に対してもあきらめ、苦痛などの状態が放置されているという状態です。

これらの**〝よくない状態〟を改善し、本人の〝よい状態〟を引き出していく**のが、パーソン・センタード・ケアの視点です。

認知症の高齢者が、歩き回ったり、興奮したりする、いわゆる認知症の「**行動・心理症状（BPSD《ビーピーエスディー》）**」も、よい状態のときには起こらず、よくない状態が継続すると起こりやすくなります。

私が母と接するときも、〝よくない状態〟やBPSDの原因を観察して〝よい状態〟をめざしていくと、知らず知らずのうちに母との関係性が回復して、お互いに〝よい状態〟が保てるようになりました。

“よい状態”と“よくない状態”

よい状態

- 表現できる
- ゆったりしている
- 周囲の人に対する思いやり
- ユーモア
- 喜びの表現
- 創造的な自己表現
- 人に何かをしてあげようとする

よくない状態

- 不快、退屈
- 無関心で引きこもっている
- あきらめ
- 不安、怒り、悲しみ
- 苦痛などの状態が放置されている

もの盗《と》られ妄想《もうそう》は、本人の真意を汲み取ることが大切

「パーソン・センタード・ケア」をめざして過ごしていると、お互いに気分がよいだけではなく、BPSDもほとんどありません。

ただ1回だけ、こんなことがありました。母の兄（私の叔父《おじ》）が93歳で亡くなったのですが、その葬式の後から「**甥《おい》（母の兄の長男）から『土地を返せ』と何度も電話がかかってくる**」と母が言い出したのです。

それは母が叔父に買ってもらった土地で、もともとは以前暮らした家が建っていました。道路の拡張のために今の家に引っ越してからもわずかに残され、現在は駐車場として貸しています。私から従兄《いとこ》（母の甥）に電話しましたが、「そんなこと言うはずもないよ。電話もしていないし……」と言っていました。

1か月ほどそのような状況が続いたころ、甥からお中元が送られてきました。すると母は「あの子（甥）はやっぱりいい子だ」と言い、すっかり安心した表情をしたのです。

母の視点で考えると、自分にはもう誰も、兄弟さえもいなくなったという**不安や淋《さび》しさ**があったのでしょう。葬式の際は母も高齢で、今まで自分が世話をしてきた姪《めい》や甥から声をかけてもらう場面も少なくなり、親戚のなかで**自分の存在感や居場所がなくなったように感じた**のかもしれません。その結果、被害的な考え方が強くなり、大事な土地を奪われる、そんな妄想が出てきたように思います。

その後「土地を返せと電話がかかってくる」とは言わなくなりました。家族も従兄（母の

甥）も、ホッとした覚えがあります。

「**もの盗られ妄想**」と呼ばれる行動の裏には、本人にとって**大事な尊厳やプライドが失われるという危機的状況**が隠されているように思います。また、自分でできないことが多くなると、被害妄想的になりやすくなります。

母は自分にとっての尊厳やプライドと同じ「兄が買ってくれた大事な土地」が奪われると感じたのかもしれません。もの盗られ妄想は、このように周囲の人との関係から**自分の存在が忘れられたり、居場所が見出せなくなったり**した状況が影響するのかと思います。

病院や施設でよく聞かれる「**家に帰りたい**」という訴えも、裏には「信頼できる人がいない」「居場所がない」「ここは安心できる場所ではない」という思いがあるのかと思います。

また「**急に怒り出した！**」と思われるような行動も、「自分の思いをきちんと受けとめてもらえない」「怒鳴られたように聞こえる」「子どものように扱われた」という気持ちの表れや、便秘や痛みなど、心と体の痛み・苦痛・つらさの訴えでもあるのです。

原因に目を向ければ、それは人としての自然な言葉や行動でもあります。認知症ではない私たちとまったく変わりません。認知症の人は、認知症という病気のために、**その行動の原因が言葉で説明できない**だけなのです。

“あなたを大事にしている”と伝えるタッチケアのすすめ

ケアを行う立場になると、どんなに相手を大事に思い、それを言葉で伝えても、家族という身近な立場にいながらなかなか理解してもらえないと感じることが多いと思います。

　私は**タクティール®ケア**の研究も行ってきました。「タクティール®」はラテン語の「タクティリス（Taktilis）」に由来する言葉で、「**触れる**」という意味があります。具体的には、**手で10分程度、背中や手足をやわらかく包みこむように触れるケア**です。

　〝手当て〟という言葉があるように、人は昔から痛いところに手を当てたりしてきましたが、このケアは私たち自身の〝手〟の持つ力を再認識させてくれます。何より、ケアをする相手に「**あなたのことを大事にしている**」という気持ちが伝わります。実際に、私は**認知症高齢者にケアを実施して、BPSDが軽減した**という結果も報告しています。[1]

　触れることで、家族が自分を大切にしているのだと実感してもらうために、私は母に対して毎朝肩もみをし、シップを貼るのを日課にしています。母の肩関節が拘縮《こうしゅく》＊1してきたのに気づいたことがきっかけでしたが、触れることで**自分自身も母の体調を感じたり、気遣うことで会話も弾み**ます。触れることはコミュニケーション以上に気持ちを伝え合う、人間関係の原点なのかもしれません。

　日本人は「愛している」とか「好きです」とか、相手になかなか言えませんが、触れることで想いを伝えることができます。そんな想いで母の肩もみをすると、母からも「ありがとう」という言葉が返ってきます。母の不安を軽くすることで毎日が過ごしやすくなり、それが自分の生活の励みにもなります。朝の何気ない日課ですが、お互いに気持ちよく過ごせる、よい循環を生んでいると思います。

＊1　拘縮：関節の動きがかたく、動かしにくくなっている状態。

相手に向き合い、ひとりの人として受けとめる姿勢を

認知症のケアというものは、〝**人が人生の最期まで人として生きるためには何が必要なのか**〟という、超高齢化社会に生きる私たちに突き付けられた大きな課題でもあります。また、認知症の人のその体験や人生をさまざまに学ぶ、大事な体験でもあります。

認知症の人の人生がさまざまであるように、BPSDにも本人の視点から見るとさまざまな理由があります。コロナ禍でなかなかケアの現場に行けませんが、身近な母が老いへ向かう姿から、多くを学ぶことができるのです。

いっぽうで、認知症の人のケアは認知症の人の生き方、価値観にも触れられる人間味あふれる創造性の高いものですが、**ケアする家族や専門家の負担やストレス**も指摘されています。認知症の人に向き合い、その人をひとりの人として受けとめる姿勢、これはとても努力がいることです。それが自然に身につくことで認知症ケアが興味深く、楽しく感じ、ケアにも前向きに取り組めると思います。

認知症の人のさまざまな人生に触れることで、自分たちの個人的な苦難についても、「**乗り越えられないことはない**」と後押ししてくれるように感じています。

参考文献

1）Suzuki M, et al. Physical and psychological effects of 6-week tactile massage on elderly patients with severe dementia. Am J Alzheimers Dis Other Demen. 2010 Dec; 25(8):680-686.

参考図書

・『認知症の看護・介護に役立つ よくわかる パーソン・センタード・ケア』鈴木みずえ監修、池田書店、２０１７年

・『認知症の介護・看護に役立つハンドセラピー 改訂版』鈴木みずえ監修、池田書店、２０２１年

優しさを伝える マルチモーダル・ケア技法 〝ユマニチュード〟を知ろう

Miwako Honda

本田美和子《ほんだみわこ》

国立病院機構東京医療センター 高齢者ケア研究室 室長

「あなたを大切に思っている」と伝えるための技術

「ユマニチュード」は、フランスのイヴ・ジネストとロゼット・マレスコッティという二人が創り出した、40年あまりの実績を持つケアの技法です。二人はもともと体育学を教えていた教育者でしたが、病院で働く看護師に患者さんの移動技術を教えるために、この分野に足を踏み入れました。

実際に医療の現場を訪れると、そこにはさまざまな困難な状況にある高齢の患者さんと、その方々に対してケアをうまく行うことができずに、疲弊している専門職がいました。

二人は、単に体を動かすことにとどまらず、ケアの現場で困っている状況を専門職といっしょに考え、いろいろな方法を試すことで解決していきました。この経験から生まれた技法が、ユマニチュードです。

認知症の家族を介護している方のなかには、「一生懸命に介護をしているのに、拒絶される」「怒られてしまう」という経験を持つ方々が少なくありません。

それは決して、介護をしている方が優しくないからではありません。介護する側の「心の問題」ではなく「**方法の問題**」なのです。

ユマニチュードは、ケアを行う相手に「**あなたを大切に思っています」ということを〝相手が理解できるように伝える〟ための技術**です。この技術を身につけることで、ケアを穏やかに受け取ってもらうことができます。その結果として、介護における困った状況を減らしたり、解決したりすることができるようになります。

基本は「見る」「話す」「触れる」「立つ」の4つの柱

ユマニチュードでは「人とは何か」と考えることを大切にしています。人は、周囲にいる人から「**あなたは大切な人なんですよ**」と伝えられることで〝人らしさ〟を獲得して生きています。これは誰にとっても同じです。

「あなたは大切な人です」と伝える方法は、実は世界共通です。**相手の目を、正面から近い距離で見つめる**こと。相手に**穏やかに、ゆっくりと話す**こと。相手の腕をつかむことなく、**広く触れる**こと。これらは子どもや恋人、配偶者など、自分が大切だと思っている相手に対して、私たちが無意識に行っているコミュニケーションです。このコミュニケーションの方法を、介護を行う相手に対して、意識的に行うことが大切です。

さらに、できるだけ**体を起こし、立つ時間や歩く時間を確保する**ことで、健康を保ち、その人らしさをより尊重することができます。

「見る」「話す」「触れる」「立つ」の4つを「**ユマニチュードの4つの柱**」と呼んでいます。

4つの柱を同時に複数組み合わせる、つまり**マルチ（複数の）モーダル（要素）を使ったケア**が、ユマニチュードの基本です。

私たちが4つの柱を組み合わせたコミュニケーションをとることで、相手にはたくさんの情報が届きます。そして、その情報の一つひとつが、「あなたのことを大切に思っています」というメッセージを含んでいることが重要です。

「あなたのことを大切に思っている」と、「見る」ことや「話す」ことで伝えても、そのときに相手の腕などをつかんでしまっていては、メッセージに矛盾が生じます。大切なのは、**自分が出しているメッセージに矛盾がないように4つの柱を組み合わせる**こと。これによって、相手といい関係を結べます。

ユマニチュードを用いた具体的な介護の方法を知ろう

次に、いくつか具体例をご紹介します。

◆部屋に入るときには、必ずノックをする

介護のために相手に近づくときには、まず

ノックから始めます。ものをたたく音は人の声よりも聞こえやすいので、**声で呼びかけるよりも気がついてもらえます**。ノックをすることで「私があなたの近くに来ました」というメッセージを伝えます。相手といい関係を結ぶための、大切な第一歩です。

◆本人が自信を持ってできることを頼む

人は誰でも、自分が知っていることには自信があり、知らないことは不安に感じます。認知症をお持ちの方も同じです。そして、不安に思う気持ちが、繰り返し質問をしたり、どこかに行ってしまおうとするなどの「行動・心理症状」につながってしまうのです。

このような行動がみられるときには「不安になっているんだな」と考えて、**本人の不安を取り除く工夫**をします。具体的には、ご本人が**自信を持ってできることを、ひとつずつ頼む**とよいでしょう。たとえば、いっしょに簡単な調理をしたら、「ありがとう」「助かる」とその都度伝えます。本人に、自分が役に立っていることを実感してもらい、不安な気持ちを取り除く、介護の技術です。

◆〝いい思い出〟を知っておく

認知症の行動・心理症状は、**本人が不安を感じることが引き金**となります。不安になっているなと感じるときには、本人が安心して過ごせるような工夫をします。

本人がよく知っていること、とりわけ**楽しかったこと**や、**誇りに思っていること**について語り合うのは、本人に安心してもらうためのとても有効な手段です。それには、私たちは**本人のいい思い出についてよく知っておく**

必要があります。これまでの人生で何があったのかを具体的に知っておくことも、介護の大切な技術です。楽しい思い出の写真を数枚用意しておくだけでも十分です。

ユマニチュードを学ぶ方法はたくさんある

ユマニチュードについて、具体的な考え方や技法を学ぶことのできるサイトやツールがあるので、紹介します。

国立病院機構東京医療センターの高齢者ケア研究室では、ご家族がユマニチュードを学べる動画をYou Tubeで配信しています。
https://www.youtube.com/channel/UCHopS0wOt0R9lun1ZH5fpLg

ＴＢＳの報道特集チャンネルでも、ユマニチュードの特集を公開しています。
https://www.youtube.com/watch?v=C7V03-Mhkdw

また、筆者がＮＨＫの厚生文化事業団と制作した、家族介護者向けの３枚組ＤＶＤを、ご希望の方に無料で貸し出しています。次のサイトから申し込みが可能です。
https://www.npwo.or.jp/info/8210

いかがでしょうか。認知症の人の介護に、ぜひ役立ててみてください。

Kanji Nohara

“キュアからケアへ”。認知症と摂食嚥下障害

野原幹司《のはらかんじ》
大阪大学大学院歯学研究科 顎口腔機能治療学講座 准教授

認知症高齢者の嚥下《えんげ》リハは、介助・支援＝ケアの時代へ

口を開けてくれない、口に食べ物をためて飲みこまない、ゲホゲホとムセながら食べているなど、認知症の高齢者のケアにあたられているご家族や介助者の方々にとって、**食事の介助**は心配や苦労が絶えないことでしょう。食事の介助は、うまくいかないと低栄養や肺炎の原因となり、生命予後に直結するため、気持ち的に非常に消耗するものです。

「飲みこまない」「ムセる」といった食べることの障害を「**摂食嚥下障害**」、もしくは「**嚥下障害**」といいます。そして、嚥下障害を改善する方法が、「**摂食嚥下リハビリテーション（嚥下リハ）**」です。

嚥下リハというと「嚥下訓練」[*1]をイメージする方も多いかもしれません。しかし認知症の高齢者は意思疎通が困難なことが多く、訓練の指示がうまく伝わりません。訓練などに対する意欲がなくなるのも認知症の症状です。

それ以上に重要なのは、認知症の多くは**進行性の疾患**であるということです。認知症は医学的にはだんだんと機能が低下していく病気であり、認知症によって生じる機能低下は**訓練で抗えるものではありません**。

そこで大事になるのが、**〝キュアからケアへ〟というパラダイムシフト**です。

すなわち認知症の嚥下リハは、「キュア＝治療」という考え方の訓練・機能回復ではなく、「**ケア＝介助・支援**」という考え方にシフトする必要があります。嚥下機能を回復させることを目的にリハを行う（キュア）のではなく、**現在の機能を最大限に引き出しつつ、安全に経口摂取できるように介助・支援する**（ケア）ことが求められています。

食事の介助・支援には、認知症の〝疾患別〟の対応が重要

認知症の高齢者の嚥下機能は、その認知症の原因となる疾患によってまったく異なるため、食支援は画一的対応ではなく**「疾患別対応」が基本**になります。疾患別対応がなされていないために、予期せぬ誤嚥《ごえん》性肺炎が生じたり、過度な経口摂取禁止になったりしている患者さんをよく見かけます。

ここでは、認知症の食支援の「疾患別対応」について、**アルツハイマー型認知症（AD）**と**レビー小体型認知症（DLB）**を例にとって解説します。

＊1　嚥下訓練：嚥下に関わる器官や筋肉に働きかけ、誤嚥などを防ぐ訓練。舌や喉のトレーニングや、首・肩の運動など。

◆アルツハイマー型認知症（AD）の場合

アルツハイマー型認知症の主症状は、「認知症」という名の通り「**認知機能の障害**」です。**誤嚥などの身体機能の障害は終末期になるまでみられない**というのが大きな特徴です。

食に関しては、中期ごろから、「嗜好《しこう》が甘味に偏る」「空腹を感じない（食べない）」、反対に「食べすぎる」といった症状がみられるようになります。この段階では、大きな問題を生じることは少なく、ご家族や介助者もストレスを抱えることは多くありません。

しかし、もう少し進行すると、

- ●食事を始められない
- ●食事を中断してしまう
- ●箸の使い方がわからない
- ●食事介助を拒否する
- ●他人の食事を食べる

という症状が出てきます。こうなってくると、体や生活に支障をきたしますので、ケア的介入が必要になります。

この段階での食支援のポイントは、患者さんに食べ方や訓練を強いるのではなく、**疾患の特徴に基づいて環境を整備する**ことです。

たとえば、甘いものを好むなら、甘いもので栄養バランスをとれるような食事にする。食欲にムラがあるなら、食事時間にこだわらずに食べられる準備をしておく。箸の使い方を忘れたなら、箸を持たせてあげる（頭では忘れていても体は覚えていることが多いのもADの特徴）といったケアが有効です。

患者さんの意図や希望に沿わない無理強いは、うまくいかないだけでなく、本人との関係性の悪化につながります。**患者さんを変えようとするのではなく、まわりの環境を変える**ことが、認知症高齢者の食支援のコツです。

また、ADは「誤嚥しない認知症」ですが、さすがに**終末期になると嚥下障害（食べたものの送りこみ不良、誤嚥、窒息《ちっそく》など）が出現**します。誤嚥に対しては訓練ではなく、「水分にとろみをつける」「ペーストやゼリー食にする」といったケアで対応しましょう。

ADの患者さんは、終末期であっても、誤嚥はするもののそれなりに嚥下機能が保たれていることが多いので、**過度な経口摂取制限をしない**ように注意が必要です。

◆レビー小体型認知症（DLB）の場合

レビー小体型認知症は、調子のよいときと悪いときが比較的はっきりとしている（認知機能の変動）、幻がみえる（幻視《げんし》）、麻痺《まひ》がないのに姿勢が傾く（パーキンソニズム）、寝言が多い（レム睡眠行動障害）などの特徴を持つ認知症です。

ADとは異なり、**比較的早期から嚥下障害（誤嚥）を生じる**というのが大きな特徴です。DLBでは、意思疎通がある程度可能なぐらいの比較的早い段階から、重度の誤嚥を認めることがあります。

一般に、誤嚥する症例に対しては嚥下訓練が行われますが、DLBは進行性の疾患なので、**誤嚥を訓練で改善することは不可能**です。

訓練で改善しないのであれば何もできることはないかというと、そうではありません。DLBが**誤嚥しやすく、肺炎のリスクが高い**

という特徴を知ったうえで、**食事メニューの変更や食事の介助**を行えば、ある程度は肺炎を予防することができます。

具体的には、「水分にとろみをつける」「調子のよいときに食事をする」「きざみ食にはあんをかける」などです。[1]

DLBはほかにも、嗅覚障害、食事性・起立性低血圧[*2]、消化管運動障害（便秘）といった、食事に影響を与える特徴がありますが、これらDLBに起因する症状も、訓練では改善しません。認知機能低下が進むと自ら訴えられなくなるため、**ご家族や介助者が気にかけ、先回りしてケアに活かしましょう**。

具体的には、「香り豊かな食事を提供する」「食後や姿勢変換後の血圧を気にする」「排便コントロールを行う」などです。

認知症高齢者の生活に〝彩《いろど》り〟を

「認知症の高齢者の嚥下リハは意思疎通ができないので難しい」と言われることがありますが、**〝キュアからケアへ〟**を意識すれば、できることは数多くあります。

安全に「食」を楽しめるということは、人生の最終章を迎えた認知症の高齢者にとって、最高の生活の〝彩り〟となります。その彩りを枯らさないためにも、認知症ひとくくりではなく、原因疾患の特徴に合わせた食支援を心がけましょう。認知症の原因疾患別食支援が全国に広まることを願っています。

参考文献
1）『認知症患者さんの病態別食支援　安全に最期まで食べるための道標』野原幹司編著、メディカ出版、2018年

＊2　食事性・起立性低血圧：「食事性低血圧」は食後に、「起立性低血圧」は起き上がったときや立ち上がったときなどに、血圧が急激に下がってめまいやふらつきなどを起こす。いずれも一過性のもの。

リアリティ・オリエンテーションで〝今〟を伝えよう

Katsuyoshi Takahashi

髙橋克佳《たかはしかつよし》
介護老人保健施設 もえぎ野 看護主任

認知症の人は、時間や場所がわからなくなりやすい

私は少し前まで、1日定員15名の**地域密着型通所介護事業所**に勤務していました。利用者さんは、ほぼ100%の方が、何らかの疾患により認知症を発症していました。高齢者ゆえの難聴や白内障などの持病もあり、さらに認知機能障害が存在すると、コミュニケーションのとり方は十人十色となります。

そのような状況下で、どのように円滑に利用者さんの意見を聞き、意見を交換し、コミュニケーションをとるか。当時、私が常に心がけていたのは、「**見当識《けんとうしき》障害**」への配慮に留意することです。

「見当識」とは、**自分が今どのような状況に**

置かれているかを把握する能力のことをいいます。見当識障害では、季節、日時、場所、人物などが理解しにくくなります。

たとえば、季節や時間の理解が難しくなると、朝起きたとき、今が朝なのか、昼寝から目覚めたのかがわからないことがあります。今が暑い時期なのか寒い時期なのかわからず、真夏に厚着をしたり、冬場に暖かい部屋から急に外出して、急な寒さに不安が強くなったりすることも。見当識障害のある方すべてではありませんが、それでも多くの方が、朝から「今はいつ？」「ここはどこ？」の不安にさらされていることになります。

これらは、デイサービスなどの施設内でも同様に起こります。送迎車で到着し、施設には来てみたが「ここはどこの地区だ？」「家から遠いのか？」と不安になる方。昼食もおやつも楽しそうに食べ、夕焼けが見えまもなく日没という時間に「そろそろ息子が帰ってくる。おやつを準備するから帰ります」と不安になる方。表現方法はさまざまですが、見当識障害による不安の表れだと考えられます。

"今"を伝え、安心できる状況をつくる

ここからは、デイサービスでのやり取りを例にお話しします。見当識障害に対応するための言葉を使ったコミュニケーションは、朝、利用者さんを送迎車で迎えに行くときから始まります。独居の認知症の方には、送迎に向かう前に必ず電話をし、次のような声かけを心がけます。たとえば夏季の場合です。

「おはようございます！　今日も暑いですね……そうですね、もう8月○日ですもんね」

まず、今が一年のどの季節に当てはまるのかを、自然な流れで伝えます。

「**今日は○日○曜日**ですので、ご自宅には9時ごろ伺いますね」

ここで認知症の方は、今が朝で、8月で夏だと理解し、「今はいつなの?」という不安から、少しの時間ですが解放されます。

このように季節や時間を伝える方法は、「**リアリティ・オリエンテーション（RO）**」とも呼ばれています。

私たちは、認知症のある人と関わるとき、常にこのリアリティ・オリエンテーションを意識します。**言葉に〝時間〟や〝季節〟を伝える情報をプラスして話し始める**ことで、相手が安心できる状況をつくり、次の言葉やコミュニケーションをとるようにしています。

ほかにも何かが始まる前、もうすぐ体操の時間というときには「**そろそろ10時30分になりますね**。体操の時間ですから、湯飲みを片づけましょう」などと声をかけます。

前述した「ここはどこの地区だ?」と不安になる方には、日づけや季節のお話をしてから〝**場所**〟の説明をします。「ここはどこだ?」という不安の本質は、「**外はどんな状況で、いつになったら家に帰れるんだ?**」という不安が多いようです。

今の日時を伝え、いつでも帰ることができるということを説明すると「ああ、そうか」と落ち着いたり、夕焼けを見て不安になる方には「夕日がきれいですね。陽の落ちる時間も早くなりましたが、**今は夕方4時です**。もうすぐ帰るバスが到着しますよ」と話すと、

「車で帰れるなら、いいや」と安心する場面も少なくありません。

その人がたどってきた生活史を意識した声かけも大切

数字や日時の理解が難しい人には、その人の**生活史**に沿ったリアリティ・オリエンテーションが必要になります。

農家でお米をつくっていた認知症の人に5月ごろをイメージしてほしいときは「**田植えの時期ですね**」と伝えたり、公務員として働いていた人なら「**人事異動が終わってひと息ついたころでしょうか**」と伝えたりします。

「○月○日○曜日」と言うよりも、慣れ親しんだ生活史に合わせたリアリティ・オリエンテーションのほうが、より季節を伝えやすく、理解してもらいやすいことがあります。

不安にとらわれる時間を減らしコミュニケーションを深めよう

認知症の人とのコミュニケーションは、これをやれば完璧！ということはありません。エッセンシャルワーカーや、介護を担う家族の方もみな同じように、人の意見や要望を受け入れようとするとき、自分に**少しでも不安な要素があると、なかなか受け入れることができません。**認知症の人も同じだと思います。

不安要素を少しでも減らしてコミュニケーションを深めていく〝リアリティ・オリエンテーション〟を常に意識し、日常的な「今はいつ？」「ここはどこ？」の不安から認知症の人を少しの時間でも解放して、スムーズなコミュニケーションをとるための一助としていただきたいと思います。

※本書は、2021年9月～2024年3月にかけて、家族の介護と健康を支える学研の情報サイト『健達ねっと』に掲載されたものを、書籍化にあたり加筆・修正しています。

健達ねっとで1億回読まれている
認知症がわかるコラム

2024年4月 9 日　第1刷発行
2024年7月22日　第2刷発行

編　者　　古和久朋
発行人　　山本教雄
編集人　　向井直人
発　行　　メディカル・ケア・サービス株式会社
〒330-6029 埼玉県さいたま市中央区新都心11-2
ランド・アクシス・タワー 29 階
発行発売　株式会社Gakken
〒141-8416 東京都品川区西五反田2-11-8
印　刷　　株式会社共同印刷

この本に関する各種お問い合わせ先
●本の内容については、下記サイトのお問い合わせフォームよりお願いします。
https://www.mcsg.co.jp/contact/
●在庫については　Tel 03-6431-1250（販売部）
●不良品（落丁、乱丁）については　Tel 0570-000577
学研業務センター　〒354-0045　埼玉県入間郡三芳町上富279-1
●上記以外のお問い合わせは　Tel 0570-056-710（学研グループ総合案内）

本書に掲載されている内容は、出版時の最新情報に基づくとともに、臨床例をもとに正確かつ普遍化すべく、著者、編者、監修者、編集委員ならびに出版社それぞれの最善の努力をしております。しかし、本書の記載内容によりトラブルや損害、不測の事故等が生じた場合、著者、編者、監修者、編集委員ならびに出版社は、その責を負いかねます。また、本書に記載されている医療品や機器等の使用にあたっては、常に最新の各々の添付文書や取扱説明書を参照のうえ、適応や使用方法等をご確認ください。

メディカル・ケア・サービス株式会社